心电图诊断图谱及解析

王 敏 著

汕头大学出版社

图书在版编目（CIP）数据

心电图诊断图谱及解析 / 王敏著. -- 汕头 ： 汕头
大学出版社，2021.8
ISBN 978-7-5658-4430-0

Ⅰ．①心… Ⅱ．①王… Ⅲ．①心电图－诊断 Ⅳ．
①R540.4

中国版本图书馆CIP数据核字（2021）第167614号

心电图诊断图谱及解析
XINDIANTU ZHENDUAN TUPU JI JIEXI

作　　者：王　敏
责任编辑：汪艳蕾
责任技编：黄东生
封面设计：瑞天书刊
出版发行：汕头大学出版社
　　　　　广东省汕头市大学路 243 号汕头大学校园内　　邮政编码：515063
电　　话：0754-82904613
印　　刷：廊坊市海涛印刷有限公司
开　　本：710 mm×1000 mm　　1/16
印　　张：9.75
字　　数：160 千字
版　　次：2021 年 8 月第 1 版
印　　次：2023 年 4 月第 1 次印刷
定　　价：168.00 元
ISBN 978-7-5658-4430-0

前　言

　　1903年荷兰生理学家 Willon Einthoven 应用弦线式心电图机记录到清晰可辨的心电图图形，此后，历经百余年的临床应用，心电图检查技术已经发展成为一种非常重要的临床检查手段。因为心电图检查技术具有简便、易行、无创、实用等特点，在全世界范围内得到了广泛的推广和应用，它为人类的健康事业做出了巨大贡献。

　　近年来，血管疾病诊断技术的发展日新月异，新技术、新方法层出不穷，如临床心脏电生理检查、数字减影法心血管造影、实时心肌声学造影等，但是心电图检查的重要性并没有因此削弱，反而在某些方面还更显突出，已经成为临床医护人员必须掌握的一项基本临床技能。

　　心电图学是一门实践性很强的学科，只有通过不断的临床实践，并反复大量地进行心电图阅读练习，才能提高心电图诊断水平和心电图鉴别诊断能力。为了使年轻医生和医学生能够学好心电图学，本书主要参考执业医师资格考试要求与诊断学教学大纲，适用于医学生、实习医生、规培医生以及年轻医生，是准备心电图临床技能考试的重要辅助资料，也是其学习心电图的启蒙教材。

　　本书在编写过程中，主要根据心电图学自身特点，结合数十年的临床经验，注重理论与实践相结合，从最基本的心电图测量方法开始，对正常心电图和常见的异常心电图的主要特点以及心电图鉴别诊断的要点加以归纳总结，注重培养识别判断心电图的实际能力，尽量简化繁琐而抽象的理论部分。同时为了让读者能够更好地理解相关内容，本书辅以大量人工绘制的图片加以说明。

　　由于编写时间仓促，加之作者本人能力有限，书中不足之处在所难免，恳请广大同仁予以批评指正。

目　录

第一章　心电图基础知识

第一节　心电图的生成原理

心脏在每次机械性收缩前，心肌细胞因首先发生兴奋而产生微小的生物电流，当流经人体组织传递到体表时，可以用特制的心电图机将其放大，并记录下相应的曲线，称为心电图。通过对心电图各种波、波段和时间的分析，可为临床提供具有重要参考价值的信息。

一、静息膜电位

静息时的心肌细胞保持在复极状态，即细胞膜外侧具有正电荷，细胞膜内侧具有负电荷，双侧都保持着平衡，而呈现一种极化状态，不产生电位变化，称为静息膜电位。鉴于心肌细胞对各种离子的通透性不同，在静息状态时，细胞对 K^+ 通透性很高，对 Na^+、Cl^- 较低，Ca^{2+} 和蛋白阴离子不能通过。因而，造成细胞内外各种离子浓度有很大差别，细胞内 K^+ 的浓度约为细胞外的 30 倍之多；细胞外 Na^+ 浓度约为细胞内的 12～15 倍，细胞外 Ca^{2+} 浓度也远比细胞外液的浓度高，细胞外液的 Cl^- 浓度较高。由于细胞内 K^+ 高于细胞外的几十倍，细胞膜对 K^+ 通透性远大于对 Na^+ 的通透性，以致细胞内 K^+ 可以不断地向细胞外溢出，在 K^+ 向细胞外渗出时，Cl^- 本应当伴随着渗出，但因为细胞膜本身带有负电荷而阻碍了 Cl^- 的渗出。正常时有较多 K^+ 渗出至细胞外，细胞外电位升高；相反，未能渗出的游离型蛋白离子、Cl^- 仍留在细胞内，显然，使细胞膜内电压低于膜外。故在用微电极技术的方法所测得的细胞内电位为+90mV，这一静息状态下的细胞内外电位差称为静息膜电位。

一般来说，静息膜电位的大小取决于静息状态 K^+ 向外渗的多少，K^+ 外渗越多，滞留在膜内的游离性阴性负离子越多，导致细胞膜内负电位也就越大；膜内带负电荷的阴离子越多，在静电作用下吸引膜内的正电荷 K^+，使膜内 K^+ 逐渐不能再向外转移，从而使膜电位趋于稳定状态，维持在﹣90mV 左右。

二、动作电位

动作电位是指当心肌细胞受到激动时所产生的电位变化。在心肌细胞一端的细胞膜受到一定强度的刺激时，使 K^+、Na^+、Cl^-、Ca^{2+} 离子发生改变，引起膜内外的阴阳离子流动，使细胞膜内外正负离子发生变化，引起膜内外阴阳离子流动，使细胞内外正负离子分布发生逆转。受刺激部位的细胞一旦发生改变，就能引起膜内外离子流动，受刺激的细胞膜发生除极化，致使膜外侧具有负电荷而膜内侧具有正电荷，即产生了动作电位，且与尚处于静息状态的邻近细胞膜构成一对电偶，此时电源（＋）在前，电穴（－）在后，使电偶逐渐相继快速地向另外一端推进，产生动作电流，最后使得整个心肌细胞发生除极化。

动作电位曲线常被划分为 5 个相位，不同时期可与心电图产生相应的内在联系。

（1）动作电位 0 相位与 1 相位：以快反应细胞为例，它大致相当于心电图 QRS 波群所处的时限，此时在心肌细胞受刺激后，细胞膜对离子的通透性产生改变，使 Na^+ 的通透性突然升高、K^+ 的通透性降低；同时在细胞内还存在阴离子，对 Na^+ 产生的静电吸引作用，致使 Na^+ 从细胞之外迅速地流入细胞内，膜内电位急剧上升，由原来的﹣90mV 升至 20～30mV，即膜外产生负电位、膜内产生正电位的极化状态发生了逆转，又称为除极。

（2）动作电位峰后电位：复极初期，细胞膜对 Na^+ 的通透性迅速下降，然而对 K^+ 的通透性又复增高，由于细胞膜对外过量的负电荷与膜内过量的正电荷产生静电的作用，致使 Na^+ 的内移减少，K^+ 的外渗增加，细胞内电位迅速下降而仍为正电位。

（3）动作电位 2 相位：此时相当于心电图上的 S-T 段。在本期内细胞膜对 K^+、Na^+ 的通透性相近，Na^+ 内流与 K^+ 外渗达到平衡，从而使细胞膜内电位接近于零电位。动作电位 2 期平台期，可能是由 Ca^{2+} 缓慢持久地内流所形成的。

（4）动作电位 3 相位：此时相当于心电图上的 T 波。此期，细胞膜对 K^+ 的通透性又显著增加，K^+ 的外渗增加，使细胞内的电位迅速下降，变为负电位。

（5）动作电位 4 相位：相当于心电图结束上下波形之后的等电位线。心肌细胞依靠能量代谢，通过 K^+、Na^+ 交换泵，将细胞内过多的 Na^+ 主动转移到细胞外，同时又将细胞外过多的 K^+ 主动地移入细胞内，使细胞内电位恢复到静息膜电位水平。复极过程心肌细胞除极后，由于细胞内的代谢过程，细胞内外的离子又恢复到原来的极化状态。复极的程序与除极的程序相同，先除极的部分先复极，复极部分的膜外重新获得正电荷。复极方向就是电偶移动的方向，电穴在前，电源在后，如图 1-1 所示。

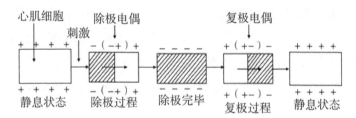

图 1-1　心肌细胞的除极与复极过程

对单个心肌细胞而言，先除极的部分先开始复极。除极和复极的扩展犹如一对电偶在移动。除极时电源在前，电穴在后，除极方向与除极电偶移动的方向相同；而复极时电源在后，电穴在前，复极方向与复极电偶移动的方向相反。由于单个心肌细胞除极与复极过程进行的方向相同，但电偶轴方向相反，故复极波与除极波方向相反。

正常心脏的除极与复极和单个心肌细胞的除极与复极的过程是不同的。心脏的除极自心内膜开始向心外膜分散，心外膜最后除极。而复极则是从最后除极的心外膜开始向心内膜扩散，心内膜最后复极。由于心脏除极与复极过程进行的方向相反，但电偶轴方向相同，所以心室复极波（T 波）与除极波

（QRS 波）主波方向一致。

心脏的除极和复极的机制尚未完全明了，传统的观点认为心外膜的温度较心内膜高，导致复极先从温度高的心外膜开始。而当心室收缩时，心内膜压力高于心外膜，也是导致心外膜先复极的原因。

三、心向量的基本概念

心肌细胞除极或复极过程中产生的电力（电偶），除了有一定的方向和极性外，还有大小，这个既有大小又有方向的量称为心向量。心向量通常用一带箭头的线段（箭矢）表示，箭头的方向反映向量的方向，箭矢的长度反映向量的大小，箭矢前端代表正电荷（电源在前），箭矢尾端代表负心荷（电穴在后），电流的方向由负到正。

（一）向量的综合

心脏电活动进行的某个瞬间，必定有许多心肌细胞同时发生除极或复极，产生许多方向各异、大小不同、相对较小的心向量。如果按力学综合法，则可以将它们综合成一个总的心向量。综合法则如下：①方向相同的向量相加；②方向相反的向量相减；③方向成角度的向量按平行四边形法则综合（图1-2），最后形成总的综合心向量。

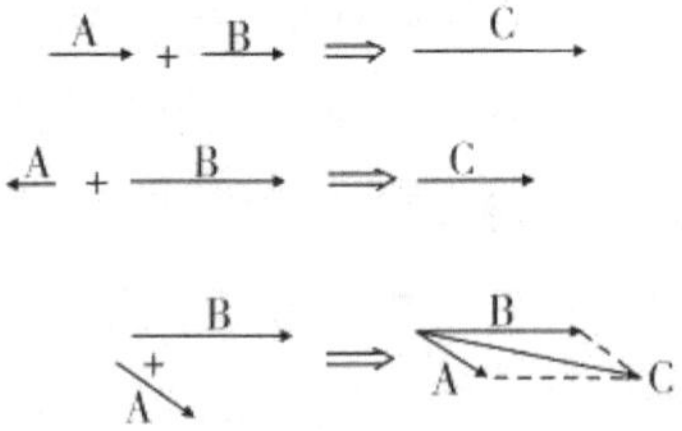

图 1-2　综合向量示意

（二）瞬间综合心向量

心脏是一个立体脏器，在发生电活动的各个瞬间，许多厚薄、位置不同的心肌细胞同时发生除极或复极。按照心向量的综合法则，可以将它们综合成瞬间的一个总的心向量，这个总的心向量就是该瞬间的瞬间综合心向量。如果把心房、心室除极或复极过程中产生的许多方向、大小不同的瞬时综合向量综合起来，就形成一个总向量（平均综合心向量），分别称为心房除极向量（P 向量）、心室除极向量（QRS 向量）和心室复极向量（T 向量）。

心房除极的每个瞬间的综合心向量都可用箭头表示，按发生的顺序将箭头顶点移动的轨迹连接起来，就可形成一个空间环状曲线，称为 P 向量环（图 1-3）。将心室除极的每个瞬间综合心向量箭头顶点移动的轨迹连接起来，同样可获得一个空间环状曲线，称为 QRS 向量环（图 1-4）。而将心室复极过程的各瞬间综合向量箭头顶点移动的轨迹连接起来也是一个空间环状曲线，称为 T 向量环。

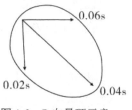 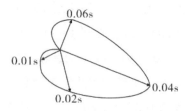

图 1-3　P 向量环示意　　　图 1-4　QRS 向量环示意

第二节　心电图各波的形成

一、心电图常用导联

将电极置于体表任何两点，再用导线与心电图机的正负两极相连，就可构成电路，此种连接方式和装置称为导联。目前临床常用的导联有肢体导联和胸导联。肢体导联的电极分别置于左上肢、右上肢和左下肢、右下肢。肢体导联实际上反映肢体与躯干连接部位的电位变化，左右上肢反映左右肩部，而左下肢反映左大腿。肢体导联属于额面导联，因其反映上下和左右方位的心电变化。而胸导联属于横面导联，因其反映前后及左右方位的心电变化。肢体导联进一步又分为双极肢体导联（标准导联）和单极加压肢体导联。

（一）标准导联

标准导联是最早采用的导联，是一种双极导联，即测定的为两个电极之间的电位差。其连接方式分为以下 3 类：

（1）Ⅰ导联（标准第一导联）：左上肢连接心电图机导线的正极，右上肢连接负极，所测的电位是两上肢电位之差。当左上肢的电位高于右上肢，描记出向上的波形；反之，则描记出向下的波形。

（2）Ⅱ导联（标准第二导联）：左下肢接正极，右下肢接负极。如左下肢电位高于右上肢，描记出向上的波形；反之，则描记出向下的波形。

（3）Ⅲ导联（标准第三导联）：左下肢接正极，左上肢接负极。如左下肢电位高于左上肢，描记出向上的波；反之，则描记出向下的波。

根据 Einthoven 方程式 Ⅰ=VL－VR，Ⅱ=VF－VR，Ⅲ=VF－VL。Ⅰ＋Ⅲ=VL－VR＋VF－VL=VF－VR=Ⅱ。

由此可知，Ⅰ导联的波形包括 P 波、QRS 波群和 T 波，加上Ⅲ导联相应波形的代数和应等于Ⅱ导联。在观察 3 个标准导联心电图时，比较一下 3 个导联各波的振幅（一般选用 QRS 波群）。如果Ⅱ导联的 QRS 波群不等于Ⅰ导联与Ⅲ导联 QRS 波群的代数和，则说明电极安放有错误或标记错误。

（二）加压肢体导联

加压肢体导联为单极导联，所测定的为探查电极所在部位心脏的电位变化。将双上肢和左下肢三点连接到中心点（中心电端），此中心电端的电位接近于零，可看作无关电极。将心电图的正极连接探查的肢体，负极与中心电端相连，就构成单极肢体导联，设法将所描记的波形增大 50%，就成为加压单极肢体导联（aVR、aVL、aVF）：

（1）加压单极右上肢导联（aVR）：探查电极置于右上肢，负极与中心电端相连。

（2）加压单极左上肢导联（aVL）：探查电极置于左上肢，负极与中心电端相连。

（3）加压单极左下肢导联（aVF）：探查电极置于左下肢，负极与中心电端相连。

在分析心电图时，对比 3 个加压单极肢体导联波形，如 3 个导联 QRS 波群的代数和不等于零，也说明电极安放不当或标记错误。

（三）胸导联

将探查电极置于胸壁不同部位，负极与中心电端相连，就构成胸导联。胸导联也为加压单极导联。胸导联电极安放的部位如下：

（1）V_1 导联：电极置于胸骨右缘第 4 肋间。

（2）V_2 导联：电极置于胸骨左缘第 4 肋间。

（3）V_3 导联：电极置于 V_2 与 V_4 连线的中点。

（4）V_4 导联：电极置于第 5 肋间左锁骨中线上。

（5）V_5 导联：电极置于 V_4 导联同一水平左腋前线处。

（6）V_6 导联：电极置于 V_4 导联同一水平左腋中线处。

常规心电图采用 Ⅰ、Ⅱ、Ⅲ、aVR、aVL、aVF、V_1—V_6 等 12 个导联。必要时可加做 V3R、V4R、V5R 导联，其部位相当于右胸的 V_3、V_4、V_5，也可加做 V_7、V_8、V_9 导联，其位置在左腋后线，左肩胛线及后正中线与 V_4、V_5、V_6 导联同一水平。

二、导联轴与六轴系统

导联轴指导联正、负极之间的假想连线，方向由负极指向正极。

（一）肢导联的导联轴与六轴系统

假设等边三角形的三个顶点分别为 R、L、F，R 与 L 的连线就是 Ⅰ 的导联轴，方向由 R 指向 L。R 与 F 的连线就是 Ⅱ 导联的导联轴，方向由 R 指向 F。L 与 F 的连线就是 Ⅲ 导联的导联轴，方向由 L 指向 F。如果将这 3 个标准导联的导联轴的起点平行地移到同一点上则得到一个特定的图形（图 1-5）。Ⅰ 导联轴位于水平为 0°，Ⅱ 导联轴与 Ⅰ 导联轴的夹角为 60°，Ⅲ 导联轴与 Ⅱ 导联轴的夹角也是 60°。

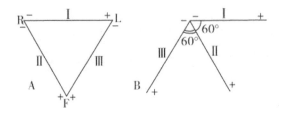

图 1-5　标准导联的导联轴

同样，假设等边三角形的 3 个顶点分别为 R、L、F，中心电端位于三角形中心的 0 点上，按单极加压肢体导联正、负极放置的部位就可画出 aVR、aVL、aVF 的 3 个导联的导联轴。三根轴起于 0 点，方向分别指向 R、L 及 F，三者的夹角均为 120°（图 1-6）。

因为Ⅰ、Ⅱ、Ⅲ与 aVR、aVL、aVF 的 6 个肢体导联都是从额面上观察导联轴位置的，因此可以将它们平行地移到以 0 点为中心的同一平面上，并画出它们的反向延长线，这样就得到了一个由 6 根导联轴组成的夹角各为 30°的一个放射状图形，这就是肢体导联的额面六轴系统（图 1-7）。

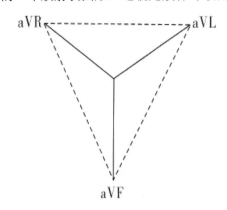

图 1-6　单极加压肢导联的导联轴

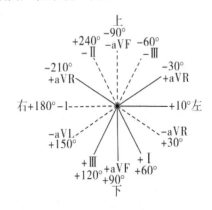

图 1-7　肢导联六轴系统

（二）胸导联的导联轴与六轴系统

假设中心电端 0 点位于中心，各胸导联的探查电极沿胸前壁左侧放置（V$_1$导联例外），这样就能根据 6 个加压单极胸导联的大致位置画出 V$_1$—V$_6$导联的六根导联轴。它们均起于 0 点，分别指向外侧胸壁各点。习惯上 V$_2$导联轴垂直向下，V$_6$导联轴位于水平线，V$_1$导联轴在 V$_2$导联轴左侧（左下象限），

V_3—V_5的导联轴分布于V_2与V_6的导联轴之间（右下象限），呈放射状。若将这6根导联轴的反向延长线画出，则构成了胸导联的横面六轴系统（图1-8）。

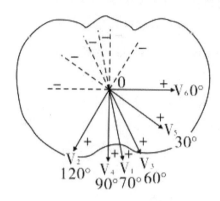

图1-8 胸导联六轴系统

三、心电图与心向量图的关系

心电图与心向量图是用不同的方法反映心脏的电活动，两者密切相关。心电图是空间心向量环经过两次投影而形成的。

（一）一次投影

空间向量环第一次投影在三个互相垂直的平面上，形成不同平面的心向量环。

（1）额面心向量环：用垂直于额面的平行光线，自前而后地把空间向量环投影在背后的平面上，即形成额面心向量环。

（2）横面心向量环：用垂直于水平面的平行光线，自上而下地把空间向量环投影在下面的平面上，即形成横面心向量环。

（3）侧面心向量环：用垂直于侧面的平行光线，自右向左地把空间向量环投影在左侧的平面上，即形成侧面心向量环。

例如，心房除极产生的P向量环投影在额面、横面和侧面，就分别形成额面P向量环、横面P向量环和侧面P向量环。

（二）二次投影

平面心向量环再经第二次投影在相关的导联轴上，则形成体表心电图。额面心向量环经第二次投影在 6 个肢体导联轴上，产生 I、II、III、aVL、aVR、aVF 6 个肢体导联心电图。横面心向量环经第二次投影在 6 个横面心前区导联轴上，产生 V_1、V_2、V_3、V_4、V_5、V_6 6 个心前区导联心电图。

当心向量环的向量投影在导联轴的正侧，产生一向上的波。当心向量环的向量投影在导联轴的负侧，产生一向下的波。根据投影概念可以从心向量图大体上描绘出心电图；反过来，也可从心电图上大体画出心向量图。

四、心电图各波的形成

（一）P 波的形成

窦房结位于右心房上腔静脉入口处，故窦房结激动首先传至右心房，然后传至左心房，相继引起左、右心房的除极而产生 P 波。心房的除极顺序是：从右心房上部开始，继而呈辐射状向右心房下部及左心房扩展。因此，心房除极时所产生的向量先是指向前下方，稍偏右或偏左，随后转向左后方，当两侧心房除极结束，除极向量也随之消失。心电图各导联中的 P 波，实际上是空间 P 向量环经过两次投影而形成。空间 P 向量环第一次投影形成平面 P 向量环，然后额面 P 向量环再次投影在心电图各肢体导联的导联轴上，横面 P 向量环再次投影在各胸导联的导联轴上，形成相应的 P 波。因此，心电图各导联中的 P 波的形态、方向和大小，取决于各导联轴与平面 P 向量环的方向与角度。平面 P 向量环方向指向导联轴正侧且与导联轴平行，P 波为正向，且波幅较高；若垂直于导联轴，则 P 波波幅极小或者无 P 波出现；如方向指向导联轴负侧，则为负向 P 波。如 aVR 导联记录的 P 波总是倒置的，而位于心房左下方的探查电极（II、aVF 导联）记录的 P 波是直立的。

心房除极结束后开始复极。由于心房壁薄，产生的电动力小，形成的心房复极波（Ta）方向与 P 波相反，一般不易辨认。

（二）QRS 波群的形成（图 1-9）

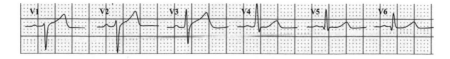

图 1-9　QRS 波群演变规律

室上性激动到达心室后，左束支分布的室间隔左侧最早开始除极，故心室除极顺序先从左侧室间隔开始，然后迅速向右上、下方扩展，此时产生的除极向量指向右前方，偏上或偏下。与此同时，沿右束支下传的激动使右侧室间隔及心室部也开始除极。以后激动通过左、右束支及其分支以及浦肯野纤维，迅速引起两侧心室除极，且又几乎同时自心内膜指向心外膜。两侧心室除极时，由于左心室产生的向量较右心室大，故此时其综合除极向量指向左前方。右心室壁较左心室壁薄，因此当右心室除极终了时，左心室壁仍在继续除极，且又缺少右心室除极向量的对抗，故其综合向量更偏左，且较前更大。左心室后底部及室间隔底部是心室壁中最后除极的部分，其除极向量明显减少，且指向后上方。根据心向量的观点，心室除极的电活动也可用空间向量环来解释。心电图各导联的 QRS 波群，实际上是空间 QRS 向量环经过两次投影而形成。首先空间 QRS 向量环经第一次投影形成平面 QRS 向量环，然后额面 QRS 向量环投影在各肢体导联的导联轴上，横面 QRS 向量环投影在各胸导联的导联轴上，形成相应的波形。心电图各导联的 QRS 波群的形态、方向、电压取决于各导联轴与平面 QRS 向量环的方向与角度。如其方向指向导联轴的正侧，且与导联轴平行，则为正向波，且电压较高，反之则相反。

正常的额面 QRS 向量环见图 1-10。QRS 环起始向量投影在 I 导联的负侧，产生一小的 q 波；环体大部分投影在 I 导联的正侧，产生一大 R 波；终末向量较小，投影在 I 导联的负侧，故产生一终末的 s 波。这样，额面 QRS 向量环投影在 I 导联产生 qRs 波。同理，QRS 向量环投影在 II、III、aVF 导联均产生 qR 波。QRS 环的起始向量和环体大部分均投影在 aVL 导联的正侧，故产生 R 波，终末向量投影在 aVL 导联的负侧，故产生终末的 s 波，故 aVL 导联呈 Rs 型。QRS 环大部分投影在 aVR 导联的负侧，而起始向量投影在 aVR

导联的下侧，故产生 rS 波。

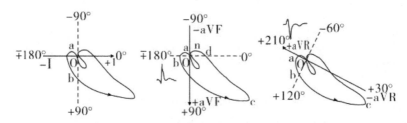

图 1-10　额面 QRS 向量环在肢导联轴上的投影

正常的横面 QRS 向量环见图 1-11。环体呈卵圆形，起始向量位投影在 V_1、V_2 导联轴的正侧，故在该导联产生起始的 r 波，投影在 V_5、V_6 导联的负侧，故在该导联产生起始的 q 波。环体的大部分和终末向量投影在 V_1、V_2 导联的负侧，产生终末的 S 波，故 V_1、V_2 导联呈 rS 型。环体大部分投影在 V_5、V_6 导联的正侧，终末向量投影在 V_5、V_6 导联的负侧，故 V_5、V_6 导联呈 qRs 型。环体的前半部分投影在 V_3、V_4 导联的正侧，后半部分投影在 V_3、V_4 导联的负侧，故 V_3、V_4 导联呈 RS 型。

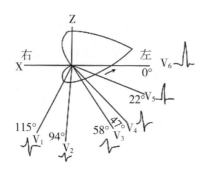

图 1-11　横面 QRS 向量环在胸导联轴上的投影

（三）T 波的形成

T 波为心室的复极波。复极和除极一样，也可用一个空间心向量环——T 环来表示，T 环经过两次投影，形成了心电图上的 T 波。由于最后除极的心外膜心肌最早复极，所以 T 波综合向量的移动方向是从心外膜下的心肌到心内膜下的心肌，即向右、向上、向前，而 T 波综合向量轴的方向是从心内膜下的心肌指向心外膜下的心肌，即向左、向下、向后，故在 R 波为主的导联上 T

波是直立的。除极是瞬间的极剧烈的电位变化，而复极是相对缓慢地逐步从 0mV 达到‐90mV，故 T 波相对圆钝。胸导联 T 波演变见图 1-12。

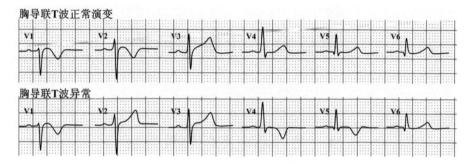

图 1-12　胸导联 T 波演变

心脏除极、复极与心电图各波段的关系见图 1-13。

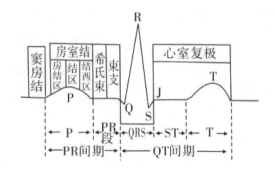

图 1-13　心脏除极、复极与心电图各波段的关系示意

第二章 正常心电图

第一节 心电图的测量方法

心电图由四个波、二个间期、一个段组成，见图 2-1。

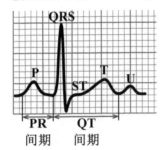

P 波：心房除极波
P－R 间期：房室传导时间
QRS 波群：心室除极波
ST 段：心室早期复极
T 波：心室复极波
QT 间期：心室除极时间＋复极时间
U 波：心室后继电位

图 2-1　心电图组成

心电图是一组具有正、负向波的波形曲线，可以描记在特殊的记录纸上或显示在心电示波器上（图 2-2）。

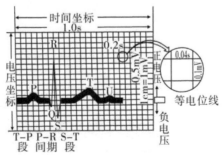

图 2-2　心电图波（段）的测量

一、各波段时间与心率的测量

心电图记录纸上横向坐标可以测量各波的宽度，即时间。每小格距离为 1mm，采用 25mm/s 的纸速时，则横坐标上每 1mm 的距离等于 0.04s。根据需要可以提高走纸的速度，如成倍提高至 50mm/s 或 100mm/s，则每小格 1mm 就分别为 0.02s 或 0.01s。

在心电图上测量心率时，只需测量一个 P-P（或 R-R）间期的秒数，然后除以 60 即可得出心率数。计算公式：HR=60/P-P（或 R-R）。例如 R-R 间期为 0.75s 时，心率=60/0.75=80（次/分）。还可采用查表法或使用专门的心率尺直接读出相应的心率数。当心律不规则，P-P 和 R-R 间期不均匀时，不能用一个心动周期计算，一般采取数个（如 10 个）心动周期的 P-P 或 R-R 间期平均值计算。测量各波的时间，应选用波形清晰的导联并且同时多测量几个导联的方法方能准确。各波的时间测量应自该波形内缘的起点测至波形内缘的终点。

二、各波段振幅的测量

心电图记录纸上的纵向坐标可以测量各波的振幅，即电压。先按通用的标准调整心电图机增益，使输入 1mV 的定标电压时，心电图机的描笔上下移动 10mm，即每 1mm 的振幅相当于 0.1mV 的电压。在实际操作时，可根据具体情况改变定标电压。如受检者心电波形振幅过小者可加倍输入，振幅过大者可减半输入。正向波形的测量，应以基线的上缘测至波形的顶点之间的垂直距离。负向波的测量，应以基线的下缘测至波形底端的垂直距离。基线（等电位线）应以 QRS 波起始部作为测量参考点。

三、心电轴及其测量方法

临床所用的心电轴是指 QRS 向量环的平均心电轴，它常用心室除极时综合心向量在额面上的主导方向来表示，即该向量与Ⅰ导联所成的角度。

(一) 正常心电轴与电轴偏移

一般情况下正常人左心室除极向量占优势，因此心电轴基本偏向左、后、下方，额面上指向左下象限，故正常人的心电轴在0°~90°之间。<0°视为心电轴左偏，>90°视为心电轴右偏。按其偏移的度数分为轻、中、重度左偏或右偏（图2-3）。

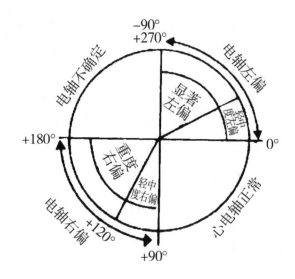

图2-3　心电轴的正常范围与偏移

(二) 心电轴的测量方法

1.目测法

此法简单迅速，临床应用最多，但判断略显粗糙，有时会有误判，且不能判断偏移的具体度数。此法主要依靠Ⅰ、Ⅲ导联QRS波群的主波方向来判定：①心电轴不偏，Ⅰ、Ⅲ导联主波均向上；②心电轴左偏，Ⅰ导联主波向上，Ⅲ导联主波向下（背道而驰）；③心电轴右偏，Ⅰ导联主波向下，Ⅲ导联主波向上（针锋相对）；④心电轴不确定，Ⅰ、Ⅲ导联主波均向下，称为SⅠSⅡSⅢ综合征，多由电轴重度右偏发展而来，少数见于正常人。

2.振幅法

先测定Ⅰ和Ⅲ导联QRS波群振幅的代数和，即分别测出Ⅰ和Ⅲ导联各正向波（正值）及负向波（负值）的代数和，再在该相应导联轴的正侧或负侧找到该值，各做一条垂直线，其交点与中心0点的连线与横轴的夹角所指示的度数即为电轴偏移的具体度数（图2-4）。

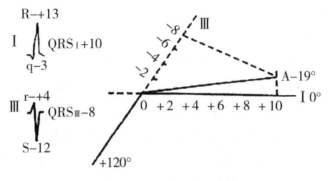

图2-4　振幅法测定心电轴

3.查表法

为了加快振幅法测定的速度，可按照Ⅰ与Ⅲ导联振幅的代数和（整数值）直接查表，就可得到电轴偏移的度数。

4.面积法

根据Ⅰ和Ⅲ导联正向波和负向波面积的代数和，或精确测定各导联QRS面积来确定电轴度数。该方法通过人工进行很难保证准确，一般只用在计算机测量中。随着数字化技术的进步，该法使用越来越普遍，它不仅能很快地测定QRS电轴，还能很快地测定P与T电轴。

（三）心电轴偏移的临床意义

心电轴明显偏移多见于病理状态，但偶可见于正常人，必须结合临床资料与年龄进行判断。一般的规律是婴幼儿电轴右偏，正常儿童电轴有时可达+120°，随着年龄增长电轴逐渐左偏。正常老年人，电轴有时达-30°。电轴左偏多属病理状态，常见的病因有：①左前分支阻滞；②左心室肥厚；③慢性阻塞性肺气肿；④下壁心肌梗死；⑤预激综合征。电轴右偏常见于：①儿童；②左后分支阻滞；③右心室肥厚；④慢性阻塞性肺气肿；⑤侧壁心肌梗死；⑥预激综合征。不确定电轴可见于正常人（正常变异），也可见于某些病理情况，如肺心病、冠心病、高血压等。

四、心脏的钟向转位

自心尖部内心底部观察，心脏可循其长轴做顺钟向或逆钟向转位。正常情况下，V_1 导联 R/S＜1，V_3 导联 R/S＝1，V_5 导联 R/S＞1。如果 V_3 导联的波形出现在 V_5 导联上为顺钟向转位，如果 V_3 导联的波形出现在 V_1 导联上为逆钟向转位。顺钟向转位可见于右心室肥大，而逆钟向转位可见于左心室肥大。正常人也可见心脏钟向转位。此外，由于胸导联 QRS 波形易受心内外等因素的影响，有时并非与心脏转位相一致，故目前多数医院未将"心脏的钟向转位"作为一个常规心电图的分析项目。

第二节　心电图的各波段命名及正常范围

心脏每跳动一次就可在心电图纸上记录下一组变化的波形，第一组波形开始至第二组波形的开始称为一个心动周期。一组典型的心电波形常包括四波（P、QRS、T、U）、二段（P-R、S-T）、二间期（P-R、Q-T）（图2-5）。

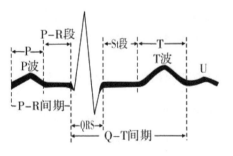

图 2-5　典型心电图波、段与间期

一、P 波

P 波是这组波形中第一个小波，代表心房的除极。

（一）P 波形态

P 波呈钝圆形，可有轻度切迹。由于 P 电轴多在 45°～50°之间，故 Ⅰ、Ⅱ、aVF、V_5—V_6 导联直立，aVR 导联倒置，V_1—V_2 导联可倒置、直立或双向，Ⅲ或 aVL 导联有时也可倒置。

（二）P 波时间

不同导联 P 波时间可略有不同，一般应<0.11s，多为 0.06～0.10s。

（三）P 波振幅

在各肢体导联 P 波振幅多在 0.05～0.25mV，各胸导联 P 波振幅多在 0.05～0.20mV。肢体导联 P 波振幅≥0.25mV，胸导联 P 波振幅≥0.20mV，为 P 波高电压。若 P 波振幅<0.05mV 称为 P 波低平。V_1 导联为双向波时，其负向波称为 V_1 导联 P 波终末电势（PtfV1），正常人应≤-0.04mm·s（波幅与时间的乘积）。

二、QRS 波群

QRS 波群是 P 波后出现的一组变化复杂且波幅较大的综合波，代表心室除极的电位变化。一般包括 2 个或 3 个方向的波。第一个负向波（正向波前的负向波）称为 Q 波，第一个正向波为 R 波，第二个负向波（正向波后的负向波）为 S 波，如果 S 波后又出现正向波，称为 R′波；在 R′波后再出现负向波，称为 S′波。有的波形上可有切迹、顿挫或挫折。QRS 波群主波（最大波）一般用大写字母表示，其余波用小写字母表示，当正向波与负向波振幅相似且两波分别>0.5mV 时均用大写字母表示，两波分别<0.5mV 时均用小写字母表示；单一负向波命名为 QS 型。QRS 波起点至 R 波顶点垂线的距离称为室壁激动时间（VAT）。

(一) QRS 波群形态

一般 Ⅰ、Ⅱ、aVF、V_4—V_6 导联主波向上，aVR 及 V_1—V_2 导联主波向下。Ⅲ与 aVL 导联变化较多，但两者的变化具有对应性，即Ⅲ导联正向波越高，aVL 导联负向波加深，反之亦然。当电轴偏移时，Ⅰ与Ⅲ导联也具有这种对应性改变的特点，据Ⅰ与Ⅲ导联的图形可判断电轴偏移。

主波向上的导联波形可为单向、双向或三向波，但 q 波应小于同导联 R 波的 1/4，时间＜0.04s。主波向下的导联（aVR 排除，主要是 V_1、V_2）不应出现 q 波，但可以呈 QS 型。

常规胸导联应有 R 波逐渐增高、S 波逐渐变浅的变化规律。其中 V_1、V_2 导联的 R/S＜1，V_4—V_6 导联的 R/S＞1，V_3 导联的 R/S≈1，可根据 R/S≈1 的导联位置判断钟向转位。若 Rv3＜0.3mV 且 Rv2＜Rv3 称为 R 波递增不良，约有 7%正常人可有这种改变。

(二) QRS 波群时间

一般在 0.06～0.10s 之间，应＜0.11s。VATv1 常被看作右心室的室壁激动时间，应＜0.03s。VATv5 常被看作左心室的室壁激动时间，应＜0.05s（女性＜0.045s）。

(三) QRS 波群振幅

QRS 波群在各个导联是不同的，肢体导联振幅较低，胸导联振幅较高。振幅增高多见于心室肥大除极时产生的电动力增大。QRS 波群振幅过低也为病理现象。6 个肢体导联每个导联的 R+S（绝对值相加）均＜0.5mV，称为肢导联 QRS 低电压；6 个胸导联每个导联的 R+S（绝对值相加）均＜0.8mV 称为胸导联 QRS 低电压。肢导联 QRS 低电压和胸导联 QRS 低电压往往同时存在，统称为 QRS 低电压。正常人偶有电压过高或过低的表现。如儿童 RaVR、RⅢ 或 Rv1 电压可增高，青壮年中可见 Rv5 电压超过正常的表现。在某些情况下，可见到 QRS 波形及（或）振幅发生交替性变化，称为电交替，可见于心包积液、某些阵发性心动过速。

QRS 波群的振幅在各导联变异较大，但在同一导联内基本上是一致的，有时由于呼吸运动引起 QRS 波群振幅变化，其特点为随呼吸 QRS 波群振幅逐渐增大，而后又逐渐减小，不伴有 QRS 波形变化。R 波在各导联中的最高值：R I ＜1.5mV，R II ＜2.5mV，R III＜1.5mV，RaVR＜0.5mV，RaVL＜1.2mV、RaVF＜2.0mV。Rv1＜1.0mV，Rv3+Sv3＜6.0mV，Rv5、Rv6＜2.5mV，Rv1+Sv5＜1.20mV，Rv5+Sv1＜4.0mV（男性）或 3.5mV（女性）。

三、T 波

T 波是继 QRS 波群后的第三个波，代表心室的复极。一般方向与 QRS 主波方向一致，升支略缓，降支略陡，呈不对称型，底部宽阔。T 波高度应大于同导联 R 波的 1/10，但大多数情况下 T 波不应高于同导联主波向上的 R 波，且 V_5—V_6 的 T 波大于 V_1—V_2 的 T 波。但 QRS 波群低电压时 T 波可低平或双向。一般 V_1—V_2 导联的 T 波常有低平、双向或倒置，但如 V_1 导联 T 波直立，V_2、V_3 导联 T 波不能双向或倒置。多数人 V_3 导联 T 波应开始直立（钟向转位时例外），但儿童 V_1—V_3，甚至 V_4 导联都可见 T 波倒置。单纯 T III 倒置没有病理意义。

T 波会因体位、过度换气、情绪紧张、心脏神经官能症而引起倒置，但不会出现 T 波对称性倒置，倒置深度也常＜0.5mV。右侧卧位、平静呼吸或服用普萘洛尔等，受体阻滞剂及钾盐（5～10g）后该情况可以改善。正常人 T 波可以较高，尤其是伴有 J 波明显，ST 抬高的早期复极综合征时 T 波高耸明显。若中年以上男性出现 V_1—V_2 的 T 波大于 V_5—V_6 的 T 波，可能伴有病理情况。

T 波时间为 0.05～0.25s，T 波越高大，时间相对越长。

四、U 波

U 波出现在 T 波后 0.02s 左右，时间为 0.16～0.25s，振幅低，肢体导联中常应＜0.05mV，胸导联中略高，可达 0.2～0.3mV。U 波方向常与 T 波一致，不高于 T 波，若高于 T 波称为 TU 倒置。并不是每次记录的心电图上或每个导联上都出现 U 波。它发生的机制尚不清楚。

五、Ta 波

Ta 波（又称 TP 或 PT 波）代表心房的复极。因该波较小且此时心室除极已经开始，故该波常被 P-R 段及 QRS 波群掩盖不易辨别。当病理状态时 Ta 波增大可引起 P-R 段移位，传导阻滞时在 P 波高大的导联上偶可见到 Ta 波，方向与 P 波相反。

六、P-R 段

P-R 段指 P 波结束至 QRS 波群开始前的直线距离，代表心房除极结束到心室除极尚未开始的一段时间，也常常看作兴奋从心房传至心室所需的时间。由于与 P-R 间期意义近似，目前趋向不做常规分析。

七、ST 段

ST 段指 QRS 波群终点至 T 波起点间的一段基线，代表心室除极结束到心室复极开始前的一段时间。其中 QRS 波群终点与 ST 段起点的结合部称为 J 点。ST 段受心脏肌代谢、神经张力、电解质及药物的影响常常发生不同形态的偏移。正常 ST 段多位于基线上，可有轻度偏移，但上移应<0.1mV，V_1—V_3 可达 0.3mV，S 波越深 ST 段上移越明显。各导联 ST 段均不能下移>0.05mV（Ⅲ导联有时可超过）。有人认为，在心率正常情况下 ST 段明显水平型延长可能也有一定病理意义，但一般情况下 ST 段长度未做明确限定。

八、P-R 间期

P-R 间期指 P 波起点至 QRS 波群起点间的距离，代表心房除极开始至心室除极开始前的时间，也常常看作兴奋从窦房结传至心室所需要的时间。正常人为 0.12~0.20s，少数人可至 0.11 或 0.21s，它随年龄、心率及迷走神经张力的影响而发生变化。

九、Q-T 间期

Q-T 间期指 QRS 波群起点到 T 波终点间的距离，代表心室除极开始到复极结束所需要的总时间。一般为 0.32~0.44s，常常受年龄、心率及迷走神经张力的影响而变化，也容易受药物的影响。心率愈快 Q-T 间期愈短，反之愈长。临床中常用 Barrett 公式求出：Q-T=0.39×（R-R）±0.04s。还常用校正的 Q-T 间期（Q-Tc）来纠正心率对 Q-T 的影响。Q-Tc 就是 R-R 间期为 1s（心率 60 次/分）时的 Q-T 间期。传统的 Q-Tc 的正常上限值为 0.44s，超过此值即认为 Q-T 间期延长。Q-T 间期在不同导联之间存在一定差异，正常人不同导联间的 Q-T 间期差异最大可达 0.05s，以 V_2、V_3 导联最长。

第三节　心电图的分析方法

阅读分析心电图之前，应先将记录下的心电图按规定格式自上而下、自左而右排放并粘贴好。使用多导同步心电图机记录，即使是电脑直接编辑打印，也应注意资料的整洁。阅读时应有固定的顺序，养成良好的工作习惯。阅读前核对定准电压并熟悉有关病史，做到心电图分析与临床病史密切联系。具体步骤如下。

一、找出 P 波，确定主导心律

心电图中对 P 波的分析是关键的一环。如果 P 波有规律地出现，形态及电轴符合窦性搏动基本特点，P-R 间期固定且＞0.12s，可考虑激动起源于窦房结，主导心律是窦性的。如果 P 波不规律，或没有 P 波，或 P 波形态及电轴异常应考虑伴有非窦性的搏动存在。若异常搏动连续存在应考虑有异位或并行心律。要注意辨别 P 波与前一个心动周期的 QRS 波或 T 波重叠，或出现在 U 波的位置上。

二、测量 P-P 及 R-R 间期，计算心率

如果心房、心室率规律且一致，P-P 或 R-R 间期仅测量其中一项即可，按公式计算心率。若 P 波与 QRS 波的关系不固定，则应分别测量 P-P 或 R-R 间期，计算结果分别代表心房率或心室率。若没有 P 波仅有 QRS 波群，则只测 R-R 间期计算心室率。两种或两种以上心律并存时，应按主导心律测量。当心律不齐时所记录的心电图应有足够长度以便于计算。

三、分析 P 波与 QRS 波群及其关系

观察 P 波形态是否圆钝，有无明显切迹，P 波的时间与振幅是否在正常范围内，以及 P 电轴的方向。观察 QRS 波群各波形态，有无异常波形或异常 Q 波，各导联波形变化是否在正常范围内。如有异常波形是偶然出现还是持续出现，有无规律性或有无特定导联。测量 QRS 波群的时间和振幅，观察每个导联的 R 或 S，对过高或过低的波形应具体测量并记下该值。

对于所有的 P 波（包括 P′ 与 P⁻ 波）均要分析它与后面 QRS 波群的关系。如 P-R 间期是否固定，有无过长或过短的现象，如果有长有短则应寻找变化有无规律。如 P 波后无 QRS 波群也应分析没有出现 QRS 波群的可能原因。

四、测定 P-R 间期及 Q-T 间期

一般选择 II 或 V₁ 导联等有 q 波的导联测量，如果 P-R 间期不固定，以最短的 P-R 间期为参照标准。预激综合征或短 P-R 综合征者则以正常传导途径下传的 P-R 间期为参照标准。这两个间期是否正常应参考心率及年

龄进行分析。

五、观察 ST-T 有无改变及改变类型

应观察各导联的 ST 段有无上移或下移及其具体数值。对有诊断意义的形态改变，如水平型下移、弓背型抬高、鱼钩样下移等最好注明。注意其改变的定位价值及辨别某些影响因素造成的假性改变。T 波应结合 QRS 波群主波方向综合分析，对于异常的 T 波均应注意所在导联及其形态。

六、判断心电轴与钟向转位

平均心电轴及心脏转位将心房除极，心室除极与复极过程中产生的多个瞬间综合心电向量，各自再综合成一个主轴向量，即称为平均心电轴，包括 P、QRS、T 平均电轴。其中代表心室除极的额面的 QRS 平均电轴在心电图诊断中更为重要，因而通常所说的平均电轴就是指额面 QRS 平均电轴而言，它与心电图 I 导联正侧段所构成的角度表示平均心电轴的偏移方向。心脏转位方向分为：

（1）顺钟向转位：心脏沿其长轴（自心底部至心尖）作顺钟向（自心尖观察）放置时，使右心室向左移，左心室则相应地被转向后，故自 V_1—V_4，甚至 V_5—V_6 均示右心室外膜 rs 波形，明显的顺钟向转位多见于右心室肥厚。

（2）逆钟向转位：心脏绕其长轴做逆钟向旋转时，使左心室向前向右移，右心室被转向后，故 V_3、V_4 呈现左心室外膜 qr 波形。显著逆钟向转位时，V_2 也呈现 qr 型，需加做 V2R 或 V4R 才能显示出右心室外膜的波形，显著逆钟向转位多见左心室肥厚。

七、结合临床资料做出诊断

心电图记录的只是心肌激动的电活动，心电图检测技术本身还存在着一定的局限性，并受个体差异等多种因素的影响。许多心脏疾病，尤其是早期

阶段，心电图可以正常，而不同的疾病却可以有相同的心电图表现。因此，对心电图的各种变化应密切结合病人的年龄、性别、用药情况以及临床病史等资料，综合分析，必要时应亲自询问病史和做必要的体格检查，才能做出正确的心电图诊断。

第三章　房室肥大心电图诊断

第一节　心房肥大

P 波是由两侧心房共同除极形成。心房肥大的病理改变大多数表现为心房肌的扩张，而较少表现为心房肌的肥大。依据心房肥大的部位不同，可分为左心房肥大、右心房肥大和双侧心房肥大。

一、左心房肥大

（一）病因

主要见于二尖瓣或主动脉病变、高血压、慢性左心衰竭等。其中以二尖瓣病变最为多见，故又称"二尖瓣型 P 波"。

（二）发生机制

当左心房肥大时，由于心房扩张，房间束传导功能减低，造成左心房除极时间延长，从而使整个心房的除极时间也相应延长。

（三）心电图特点

左心房肥大的受检者心电图具有以下特点（图 3-1）。

（1）PtfV1（V_1 导联 P 波终末指数，即 P 波负相部分电压与时间的乘积）<-0.04mm・s。

（2）P波顶部双峰切迹，切迹可＞0.04s，所谓"二尖瓣型P波"。

（3）P波时限＞120ms。

（4）麦氏指数（P/P-R段）＞1.6。

（5）易合并房性心律失常：房性早搏，房性心动过速、心房扑动、心房颤动，以心房颤动最常见。

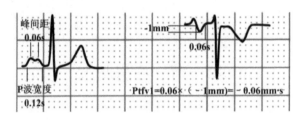

图3-1　左心房肥大心电图特征

（四）鉴别诊断

不完全性左心房内阻滞：左房内Bachman束发生断裂、变性或纤维化时，可导致左心房内不完全性阻滞。心电图表现类似"二尖瓣P波"。此种情况可见于冠心病、心肌梗死、高血压、糖尿病等。鉴别主要依靠临床资料。左房内传导阻滞可间歇发生。

二、右心房肥大

（一）病因

主要见于肺心病、肺动脉瓣病变、房间隔缺损、三尖瓣病变和肺动脉高压等。其中以肺心病最为多见，故又称"肺型P波"。

（二）发生机制

由于右心房除极较左心房早，且较早除极结束，故右心房肥大时，其除极时间虽有所延长，但不至于延至左心房除极结束之后。因此，整个心房除极时间不延长。但由于其除极向量向右前方增大，故P波高耸直立。

（三）心电图特点

右心房肥大的受检者心电图具有以下特点（图 3-2）。

（1）Ⅱ、Ⅲ、aVF 导联 P 波高耸＞0.25mV，且 PaVL 常倒置，P 电轴可＞+80°。

（2）IPIV1（V_1 导联 P 波起始指数，即 P 波正向部分电压与时间的乘积）＞0.06mm·s。

（3）P 波时限＜100ms。

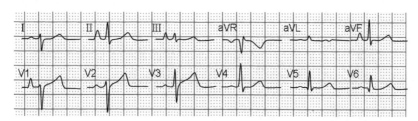

图 3-2　左心房肥大心电图特征

（四）鉴别诊断

右心房肥大可根据以下情况进行鉴别诊断。

（1）右房内传导阻滞：右房内结间束因缺血、变性或纤维化而传导延缓时，右房内除极时间延长，可出现肺型 P 波，经临床及心脏超声检查排除右房肥大外，可诊断右房内传导阻滞。

（2）一过性"肺型 P 波"：见于急性右室心肌梗死、急性肺栓塞时。主要依靠临床资料（如胸痛、呼吸困难等）。

（3）心动过速、交感神经兴奋、深呼吸使胸腔压力增高等：也可引起 P 波电压一时性增高。

（4）低血钾：可出现 P 波增高变尖，但同时出现 U 波增高、T-U 融合、T 波低平等相应低血钾的心电图表现。

（5）甲状腺功能亢进。

（6）由于右房肥大常伴有右心室肥大，故诊断右房肥大时，应结合右心室肥大的心电图表现。

三、双侧心房肥大

诊断双心房肥大不像双心室肥大那样困难，因为右心房和左心房各自影响 P 波的不同部分。

（一）病因

主要见于风心病和先天性心脏病。

（二）发生机制

左、右心房发生肥大后，各自增大的除极向量均可以显示出来，而不致互相抵消。故心电图可同时呈现左、右心房肥大的 P 波。

（三）心电图特点

双侧心房肥大的受检者心电图具有以下特点：
（1）V_1 导联 P 波起始指数（IPI）和终末指数（PtfV1）均异常；
（2）P 波时限延长＞120ms。

（四）鉴别诊断

某些先天性心脏病如 Ebstein 畸形或伴严重肺动脉高压者，可引起右心房显著肥大，右心房除极时间延长至左心房除极之后，心电图除 P 波增高外，P 波时限也延长，酷似双侧心房肥大。鉴别主要靠超声心动描记术。

第二节　心室肥大

心室肥大指心室肌的肥厚和心室体积的扩大。两者常同时存在，一般统称为心室肥大。心室肥厚多由于心脏收缩期压力负荷过重所致；心室扩张多因心脏舒张期的容量负荷过重所致。不论是心室肥厚或扩张都会影响到心肌的除极和复极过程，主要表现为心室除极面增大，室内激动传导时间延长，继发性心室复极异常。依据心室肥大的部位不同，可分为左心室肥大、右心室肥大、双心室肥大。

一、左心室肥大（LVH）

（一）病因

左心室收缩期负荷过重主要见于高血压、主动脉瓣狭窄、冠心病等；左心室舒张期负荷过重主要见于二尖瓣和主动脉瓣关闭不全、动脉导管未闭等。

（二）发生机制

当左心室肥大时，心肌纤维增粗，左心室除极面增大，因左心室的解剖位置位于左后，故向左后方向的向量势必增大，左心室除极时间也延长，在心电图上表现为左室 QRS 波电压增高，时限增宽和电轴左偏。且由于左心室除极未完全结束时，右心室已经开始复极，致使 S-T 段向右偏移。

（三）心电图特征

左心室肥大的受检者的心电图具有以下特征：

（1）QRS 波电压增高（左心室肥大的必备条件）：可出现 RV5、RV6＞2.5mV 或 SV1、V2＞2.5mV；或 RV5+SV1＞4.0mV（女性＞3.5mV）；或 R I ＞1.5mV；R I +SIII＞2.5mV；或 RaVL＞1.2mV 或 VF＞2.0mV；或 R II +RIII＞4.0mV。

（2）ST-T 改变：左室导联的 S-T 段下移＞0.05mV；T 波低平、负正双向或倒置。

（3）电轴左偏＜-30°。

（4）QRS 时限延长＞0.10s，但一般＜0.12s。

附：左室肥大的记分法

①QRS 波群电压增高记 3 分；②S-T 段下移，未用洋地黄者记 3 分，使用洋地黄者记 1 分；③电轴左偏＜-15°记 2 分；④QRS 间期＞0.10s 记 1 分。

达到 5 分或以上可诊断左心室肥大，4 分者可提示左心室肥大。

（四）鉴别诊断

左心室肥大可根据以下情况进行鉴别诊断：

（1）左心室高电压：某些健康人，特别是胸壁较薄的瘦长形年轻人，心电图无其他异常改变。

（2）WPW（B 型）：可出现左心室高电压及继发性 S-T、T 改变。

二、右心室肥大（RVH）

（一）病因

右心室收缩期负荷过重，常见于肺动脉瓣狭窄、法洛四联症、原发性肺动脉高压、伴有肺动脉高压的房间隔缺损、动脉导管未闭、二尖瓣狭窄等。右心室舒张期负荷过重，主要见于房间隔缺损、室间隔缺损、肺动脉瓣关闭不全。

（二）发生机制

因右心室的解剖位置位于心脏的右前方，且右室壁比左室壁薄约 1/3，故右心室发生肥大时，虽然向右前的向量增大，由于受到左心室综合向量的影响，QRS 波群的振幅和时限可无明显变化。所以电轴右偏是右心室肥大的必备条件。

（三）心电图特征

左心室肥大的受检者其心电图具有以下特征。

（1）电轴右偏：约有 2/3 右心室肥大的病例超过 $+110°$。

（2）QRS 波群电压的改变：$RV1 > 1.0mV$；或 $RV1 + SV5 > 1.2mV$；或 $RaVR > 0.5mV$；$R/Q > 1$；或 $SV5 > 0.7mV$；V_5、V_6 导联 $R/S < 1$；或 $SI + R III > 2.5mV$。

（3）V_1 导联可呈 rS、R、Rs、rsR′、qR 或 $V_1 - V_6$ 呈 rS。

（4）ST-T 改变：$STV_1 - V_3$ 可下移 $> 0.05mV$；T 波可倒置。

附：右心室肥大的记分法

①电轴右偏>110°记2分；②$R_{II\ III\ aVF}$＞2.0mV；且 R_{III}＞R_{II}记1分；③RV1＞1.0mV：V_1 导联呈 qR 或 R 型记2分，V_1 导联 rsR′或 RS 或 Rs 记1分，V_1—V_6 均呈 rS 记1分；④伴有右心房肥大记1分；⑤伴有继发性 ST-T 改变记1分，达到5分以上可诊断右心室肥大；4分提示右心室肥大。

（四）鉴别诊断

左心室肥大的鉴别诊断如下：

（1）左后分支传导阻滞：电轴右偏＞+120°；II、III、aVF 导联呈 qR；I、aVL 导联呈 rS；V_1 导联无改变。

（2）右心室高电压：少数年轻人可出现。

（3）正后壁心肌梗死：V_1、V_2 导联 R 波增高；V_7—V_9 导联出现异常 Q 波。

（4）WPW（A 型）：V_1、V_2 导联 R 波增高，并出现继发性 ST-T 改变。

（5）前间壁心肌梗死：V_1—V_4 导联均可出现 Q 波。

三、双心室肥大（BVH）

左右心室均发生肥大时，来自左、右心室的激动电位可互相抵消一部分，故在心电图上常不易显示双心室肥大的图形，反而呈正常图形，或只显示一侧心室肥大的图形，一般多显示左心室肥大；只有约1/4病例兼有双室肥大的特征。故心电图常常容易漏诊。

第三节　小儿心室肥大

幼儿时期，生理上右室占优势，心电图电轴右偏，顺钟向转位，呈现不同程度的生理性 RVH（右心室肥大）图形。直至4岁以后，左室开始逐渐占据优势，QRS 电轴逐渐转为正常，顺钟向转位图形逐渐消失。小儿左心室肥厚（left ventricular hypertrophy，LVH）的心电图诊断标准不同于成人。

一、小儿 LVH 的心电图诊断条件

（1）QRS 增大：

①R Ⅰ +SⅢ>3.0mV；

②R Ⅱ +RⅢ>4.5mV，R Ⅱ >RⅢ；

③RaVL>2.0mV，RaVF>2.5mV；

④V$_5$ 导联 R，<3 岁>4.5mV，3～16 岁>3.5mV；

⑤V$_1$ 导联 S，<3 岁>2.0mV，3～16 岁>2.9mV；

⑥V$_5$ 导联 R+V1 导联 S，<3 岁>4.5mV，3～16 岁>5.0mV；

⑦V$_5$、V$_6$ 导联 Q 波，<16 岁>0.5mV。

（2）QRS 电轴左偏。

（3）VATV5 延长，1 岁以内>0.03s，1 岁以上>0.04s。

（4）有 LVH 的病因及其他证据。

二、小儿 RVH 的心电图诊断条件

1.QRS 波形及振幅改变

（1）右胸导联呈 qR 型；

（2）V$_1$ 或 V3R 导联呈 rsR′型（房间隔缺损）；

（3）avR 导联 Q/S<1.0。

2.V$_1$ 导联 R/S 比值达到或超过标准

R/SV1 值见表 3-1。

表 3-1　不同年龄小儿右心室肥厚 R/SV1 值

	0～1 岁	1～3 岁	3～5 岁	5～16 岁	>16 岁
R/SV1	5	2.5	2.0	1.5	1.0

3.QRS 电轴>120°

4.V$_1$ 导联室壁激动时间>0.03s

5.P Ⅱ >0.3mV，其他导联>0.25mV

三、小儿 BVH 的心电图诊断条件

（1）胸壁导联同时显示出左右心室肥大的图形特征。

（2）心电图上有肯定的 LVH 伴有下列一项或几项改变：

　①V_1 或 V_2 导联 R 波振幅达到或接近正常最高值；

　②V_1 导联 R/S＞1.0；

　③V_5 导联 R/S＞1.0。

（3）心电图上有肯定的 RVH 伴有下列一项或几项改变者：

　①V_5、V_6 导联 R 波振幅增大，达到或接近正常最高值；

　②V_5、V_6 导联有深的 Q 波。

（4）双心室肥大而心电图正常或接近正常。

第四章　窦性节律与窦性心律失常

第一节　窦性心律

人体右心房上有一个特殊的小结节，由特殊的细胞构成，叫做窦房结。它可以自动地、有节律地产生电流，电流按传导组织的顺序传送到心脏的各个部位，从而引起心肌细胞的收缩和舒张。人体正常的心跳就是从这里发出的，这就是"心脏起搏点"。窦房结每发生 1 次冲动，心脏就跳动 1 次，在医学上称为"窦性心律"。所以，心脏正常的跳动就应该是窦性心律。

一、发生机制

窦房结是心脏搏动的最高"司令部"，那么，正常的心脏必须有正常的窦房结，正常的窦房结具有强大的自律性。凡是由窦房结发出激动所形成的心律总称为窦性心律。窦房结的频率每分钟 60～100 次，但有 25％的青年人心率为 50～60 次/分，6 岁以前的儿童可超出 100 次／分，初生婴儿则可达 100～150 次/分。许多人，特别是年轻人，在体检检查心电图时，常常会得到"窦性心律不齐"的诊断。多数人都知道心跳应该是规律整齐的，所以一听说"心律不齐"，不少人便认为这是不正常的现象。虽然没有任何症状，但也要四处求医，找专家，想赶快治好"病"。但医生往往又说："不用治。"这些人心里又打鼓了，是不是什么疑难杂症，治不好了。其实，"窦性心律不齐"是一种正常的生理现象，不是病。"窦性心律不齐"以儿童、青少年最常见，成年人也不少见。一般情况下，心跳节律是规律整齐的，如果心脏跳动不整齐，称为心律失常。从这个角度上来说，"窦性心律不齐"是最常见的一种心律失常，是由于来自窦房结的信号并不完全规整所致。但是，这种"心律失常"大多数属于"呼吸性窦性心律不齐"，这是一种正常生理现象，它的特点是随呼吸的变化而变换，吸气时心率可增加数跳，呼气时又可减慢数跳，其快慢周期恰好等于一个呼吸周期，屏气时心律转为规则。这种随呼吸变化的"窦性心律不齐"是完全正常的，不必担心，也不用治疗。因此，被诊断为"窦性心律不齐"的人，可以注意一下自己心率的加速和减速跟呼吸之间有没有关系。只要没有任何其他症状，就不需要治疗，完全可以从事正常的学习和生活。现在不少医生也注意到"窦性心律不齐"给人带来的恐慌，于是在诊断时会写作"窦性心律"。此外，精神紧张等因素也可能造成"窦性心律不齐"，这种情况也不需要治疗。

二、心电图特征

窦性心律的心电图必须符合下列两个条件。

（1）P波在Ⅰ、Ⅱ、aVF、V_5导联直立，在aVR导联倒置。

（2）P-R间期>0.12s：凡是由于窦房结自律性改变而引起的心律失常称为窦性心律失常。影响窦房结自律性改变的有神经因素和体液因素及窦房结自身的因素，但主要的因素是神经因素和体液因素两种，只有少数情况下窦房结自律性的改变是由于窦房结本身的器质性损害引起。在神经因素中，主要是迷走神经的影响，其次是受交感神经的影响。因此，在情绪激动、体力活动、餐后及发热时均可引起心动过速。同样，一些体液因素也能影响窦房结的自律性而引起窦性心律失常。

三、分类

窦房结发出的激动不规则，心动周期显著快慢不均，称为窦性心律不齐。临床上，窦性心律不齐分以下几种类型：

（1）呼吸性窦性心律不齐：呼吸性窦性心律不齐是窦性心律不齐中最常

见的一种，多发生于儿童、青年及老年人，中年人较少见。呼吸性窦性心律不齐发生机制是由于在呼吸过程中，体内迷走神经与交感神经的张力发生变化，使窦房结自律性也因之发生周期性、规律性改变。吸气时交感神经张力增高，心率增快，呼气时迷走神经张力增高，心率变慢。心率快慢变化的周期恰等于一个呼吸周期，停止呼吸时心律转为规整。其心电图特点如下：①P波为窦房结发出的"窦性P波"（Ⅰ、Ⅱ导联中正向，aVR导联中负向），其形态恒定；②心率的快慢随呼吸变化而变化，吸气时心率增快，呼气时心率减慢，其快慢变化的周期恰等于一个呼吸周期；③在同一个导联中，R-R间距或P-P间距差异达0.12s以上；④P-R间距＞0.12s。

（2）非呼吸性窦性心律不齐：非呼吸性窦性心律不齐较少见，具体原因还不十分清楚，有人认为与生气、情绪不稳定或使用某些药物（如洋地黄、吗啡等）有关。其心电图特点如下：①P波为窦房结发出的"窦性P波"（Ⅰ、Ⅱ导联中正向，aVR导联中负向），其形态较恒定；②P波频率变化与呼吸无关，心率有时突然增快；③在同一导联中，P-P间距或R-R间距差异达0.12s以上；④P-R间期大于0.12s。

（3）窦房结内游走性节律：激动的发生点在窦房结内移动，因此，心电图上的P波形态、大小与方向逐渐发生变化，其心电图特点如下：①P波是窦性P波（Ⅰ、Ⅱ导联中正向，aVR导联中负向）；②P波形态、大小变化不一致；③P-R间期发生长短变化，但都已超过0.12s。

（4）与心室收缩排血有关的窦性心律不齐：与心室收缩排血有关的窦性心律不齐，是由于心室收缩排血异常致窦房结血液供应不均匀，从而造成窦房结的自律性发生改变。

（5）异位心律诱发的窦性心律不齐：异位激动，尤其是发自心房的异位激动，有时可使窦房结的激动提早发生，继之窦房结受抑制，因而发生一过性异位激动所诱发的窦性心律不齐。窦性心律慢于60次/分称为窦性心动过缓。可见于健康的成人，尤其是运动员、老年人和睡眠时。其他原因为颅内压增高、血钾过高、甲状腺功能减退、低温以及用洋地黄、β-受体阻滞剂、利血平、胍乙啶、甲基多巴等药物。在器质性心脏病中，窦性心动过缓可见于冠心病、急性心肌梗死、心肌炎、心肌病和病态窦房结综合征。

四、临床表现

（1）窦性心动过缓如心率不低于 50 次/分，一般无症状。

（2）如心率低于 40 次/分时常可引起心绞痛、心功能不全或晕厥等症状。

五、窦性心律体征

窦性心律多见于正常人，呈短阵发作，当窦率加速时即转为窦性心律。

六、诊断依据

心电图显示窦性 P 波，P 波速率低于 60 次/分，P-R 间期大于 0.12s。

七、治疗原则

（1）窦性心动过缓如心率不低于 50 次/分，无症状者，无须治疗。

（2）如心率低于 40 次/分，且出现症状者可用提高心率药物（如阿托品、麻黄素或异丙肾上腺素）。

（3）显著窦性心动过缓伴窦性停搏且出现晕厥者，可考虑安装人工心脏起搏器。

（4）原发病治疗。

（5）对症支持治疗。

八、用药原则

（1）大部分病人在消除病因或诱因后，症状可消失。

（2）有明确的原发性疾病时应积极治疗。

九、疗效评价

（1）治愈：心率提高到 60 次/分以上，自觉症状消失。

（2）好转：心率提高到 50 次/分以上，自觉症状好转。

（3）无效：治疗前后心率无变化，症状无缓解。

第二节　窦性停搏

窦性停搏（sinus arrest）又称窦性静止（sinus standstill）、窦性间歇、窦性暂停等，指窦房结在一定时间内停止发放激动。

一、发生机制

窦性停搏是指窦房结在一个或多个心动周期中不产生冲动，以致不能激动心房或整个心脏。青年人多由于强烈的迷走神经反射所致，常见于咽部受刺激、气管插管、按压颈动脉窦或眼球、应用洋地黄或硫酸奎尼丁等药物。有时炎症、缺血、损伤、退行性变等各种因素，损伤了窦房结的自律细胞，造成窦性停搏，其时间长短不一，病人会感觉到心脏有一段时间不跳动，长时间的停顿后又可恢复窦性搏动。多数在停顿之后出现异位搏动，常为交界性逸搏或室性逸搏，有时为房性逸搏。如果停顿后什么激动也没有，那就是心脏停搏，病人可发生抽搐、昏厥，甚至死亡。频发的窦性停搏是一种严重的心律失常，是窦房结功能衰竭的表现，必须查清病因给予治疗，常需及时安装人工心脏起搏器。

二、病因

（1）窦性停搏 CT 扫描：原发性窦性停搏较多见，主要是窦房结本身的损害，多由器质性心脏病所致。例如冠心病、急性心肌炎、心肌病、病窦综合征、濒死性停搏即为各种疾病晚期的临终前表现。

（2）继发性窦性停搏：

①继发于各种快速性心律失常之后的短暂性窦性停搏（2～4s）：最常见于室上性心动过速，经刺激迷走神经以及药物治疗或食管调搏术超速抑制后，室上性心动过速被突然纠正后而发生的窦性停搏，多为短暂发生。

②抗心律失常药过量或中毒可致窦性停搏：如洋地黄、奎尼丁、利舍平、胺碘酮、普罗帕酮（心律平）、莫雷西嗪、氟卡尼、安他唑啉、三磷腺苷（ATP）。

③迷走神经张力增高对窦房结功能抑制作用致窦性停搏：例如压迫眼球、按摩颈动脉窦、刺激咽部、气管插管等。正常人有时也可发生。

④心脏外伤或心脏外科手术时损伤窦房结：可于手术中或手术后出现窦性停搏；冠状动脉造影等也可导致窦性停搏。

⑤高血钾、低血钾亦可引起窦性停搏。

三、病因分类

迷走神经张力增高或颈动脉窦过敏均可发生窦性停搏。此外，急性心肌梗死、窦房结变性与纤维化、脑血管意外等病变，应用洋地黄类药物、奎尼丁、乙酰胆碱等药物亦可引起窦性停搏。

四、临床症状

过长时间的窦性停搏可令病人出现晕眩、黑蒙或短暂意识障碍，严重者甚至发生抽搐。心电图表现为在较正常 P-P 间期显著长的间期内无 P 波发生，或 P 波与 QRS 波群均不出现，长的 P-P 间期与基本的窦性 P-P 间期无倍数关系。

五、症状体征

多数窦性心动过缓，尤其是神经性因素（迷走神经张力增高）所致者心率在 40～60 次/分，由于血流动力学改变不大，所以可无症状，也无重要的临床意义。如果不是显著的窦性心动过缓，则心动过缓另一方面的意义是可减少心肌耗氧量，增加心肌休息时间，心室充盈良好，因此心脏每搏输出量增加，可代偿心率减少，故每分钟的心排血量并无减少。但当心率持续而显著减慢，心脏的每搏输出量又不能增大时，每分钟的心排血量即减少，冠状动脉、脑动脉及肾动脉的血流量减少，可表现为气短、疲劳、头晕、胸闷等症状，严重时可出现晕厥，冠心病病人可出现心绞痛。这多见于器质性心脏病。心率持续而显著减慢还使室性异位节律易于产生，器质性心脏病患者，尤其是急性心肌梗死患者容易发生。因为急性心肌梗死时细胞外液的钾离子浓度增高，细胞膜电位负值减少，心室异位起搏点易于发生自动舒张期除极，易于发生室性期前收缩或室性心动过速。由于心动过缓心肌细胞复极的时间不一致，相邻细胞间电位不等而易产生电位差，这也可引发异位心律。

六、心电图特征

心电图表现为在较正常 P-P 间期显著长的间期内无 P 波发生，或 P 波与 QRS 波群均不出现，长的 P-P 间期与基本的窦性 P-P 间期无倍数关系（图 4-1）。

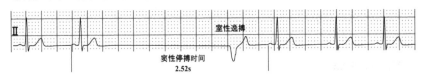

图 4-1　窦性停搏

七、诊断检查

诊断标准包括：

（1）在正常窦性心律中，突然出现显著的长间歇；

（2）长间歇中无 P-QRS-T 波群出现；

（3）长间歇的 P-P 间期与正常的窦性 P-P 间期不成倍数；

（4）在长的 P-P 间期后，可出现逸搏或逸搏心律，以房室交界区性逸搏或逸搏心律较常见，室性或房性逸搏较少见；

（5）凡遇逸搏心律这一单一心律时，应考虑持久性原发性窦性停搏的可能。

心电图检查可明确诊断，有以下特点：

①短暂性或持久性窦性停搏。窦房结一次或多次没有发生冲动，因此在心电图上出现一个长短不等的较长间歇，在此长间歇内，不出现 P-QRS-T 波，长的 P-P 间期不是基本窦性心律周期的整数倍。在同一心电图上，可出现一次或多次长的 P-P 间期，但彼此出现的长 P-P 间期的长度可互不一致。短暂性窦性停搏多不出现逸搏，有时也可出现，多为房室交界区性逸搏。较久性窦性停搏常伴有一过性逸搏心律，多为房室交界区性逸搏心律。

②持久性或永久性窦性停搏。在心电图上均见不到窦性 P 波，可见到继发的逸搏心律或过缓的逸搏心律，常伴有房室交界区性逸搏心律。室性逸搏心律、房性逸搏心律少见。持久性或永久性窦性停搏甚至可致心脏停搏而死亡。

③阵发性室上性心动过速、心房扑动、心房颤动等致窦性停搏。由于这些快速心率可导致超速抑制，故可引起窦性停搏，但其窦房结功能仅轻度降低，所以预后好，长 P-P 间期常大于 2s，快-慢综合征的转变过程中，也可见到不同程度的窦性停搏。

八、鉴别诊断

1.短暂性窦性停搏与重度而显著的窦性心律不齐的鉴别

有时两者不易鉴别。重度而显著的窦性心律不齐较少见，其慢相 P-P 间期可显著延长，少数情况下，可大于两个短 P-P 间期之和，类似窦性停搏。然而窦性心律不齐时 P-P 间期的变化是逐渐的。P-P 间期呈逐渐缩短又逐渐延长的周期变化，并且慢相的 P-P 间期不是快相 P-P 间期的整倍数，表现为 P-P 间期长短不一。

2.短暂窦性停搏与未下传的房性期前收缩和未下传的房室交界区性期前收缩的鉴别

（1）未下传的房性期前收缩的特点有：①未下传的房性期前收缩的 P'波

常重叠在前一心搏的 T 波上，使 T 波形态变化，应仔细找出，这是诊断的关键，可用加大电压或走纸速度增快的方法使 P'波显露；②未下传房性期前收缩的代偿间歇是不完全的，一般小于 2 个窦性心律 P-P 间期之和；③多个未下传房性期前收缩产生的长 P-P 间期相等或大致相等。

（2）未下传的房室交界区性期前收缩的特点：①逆行 P'波常重叠于前一心搏的 T 波上，可使 T 波形态发生变化，故应仔细查找；②未下传房室交界区性期前收缩所引起的长 P-P 间期在心电图上互相之间应相等或大致相等。

3.短暂性或较久性窦性停搏与窦房传导阻滞的鉴别

（1）二度 I 型窦房传导阻滞的特点：在长 P-P 间期之后的 P-P 间期逐渐缩短，又突然出现长 P-P 间期，呈"渐短突长"的特点，上述现象周而复始地出现。

（2）二度 II 型甚至高度窦房传导阻滞的特点：无窦性 P 波的长间期是基本窦性心律 P-P 间期的整倍数，易于鉴别，但如合并窦性心律不齐，则诊断有一定困难。

4.持久性或永久性窦性停搏与三度（完全性）窦房传导阻滞的鉴别

（1）持久性或永久性窦性停搏很少出现房性逸搏或房性逸搏心律，而三度窦房阻滞可伴有房性逸搏或房性逸搏性心律。其原因是抑制窦房结的病理因素也同时抑制心房起搏。

（2）在持久或永久性窦性停搏前连续描记的心电图或 24h 动态心电图记录的永久性或持久性窦性停搏前，有暂时性窦性停搏的，则持久性或永久性窦性停搏的可能性大；如有二度窦房传导阻滞出现，则三度窦房传导阻滞可能性大。

（3）静脉注射阿托品后，窦房传导功能无改善为窦性停搏，而改善为三度窦房阻滞。若两者无法区别时，不妨诊断为窦性停搏。

5.持久性或永久性窦性停搏与房室交界区性逸搏心律和室性逸搏心律的鉴别

（1）伴有室房传导的房室交界区性逸搏和室性逸搏心律者，实际上并无窦性停搏，而是房室交界区激动的室房传导引起一系列的窦性节律的顺延而已。

（2）伴有室房逆传阻滞后，仍未见窦性 P 波出现，则很可能是窦性停搏。

6.持久性或永久性窦性停搏与窦室传导的鉴别

窦室传导即弥漫性完全性心房肌阻滞，窦性激动沿房间束下传至房室交界区和心室肌，产生 QRS 波，但不能通过丧失了传导性的心房肌传导，故见不到任何 P 波。有助于这一诊断的要点是：①血钾过高；②有临床上导致血钾过高的病因；③QRS 波宽大畸形；④T 波尖耸如帐篷样。

7.持久性或永久性窦性停搏与显著的窦性心动过缓的鉴别

明显的窦性心动过缓其频率如低于同例房性逸搏心律或伴有室房传导的房室交界区或室性逸搏心律时，则窦性 P 波如期出现，与房室交界区性逸搏心律形成干扰性房室脱节。如同一次或其他几次心电图上曾见到窦性心动过缓的频率稍超过逸搏心律的频率，而呈现为单纯窦性心动过缓或窦性心动过缓与逸搏心律形成干扰性脱节时，则有助于窦性心动过缓的诊断。然而，由窦性心动过缓转为窦性停搏的可能性也是存在的。

九、治疗方案

治疗时也可按以下方法尝试进行。

1.对症治疗

停搏时间较短时可无症状；时间较长时可发生昏厥、"心脑综合征"，应及时抢救。

2.积极治疗

引起窦性停搏的原发病同时输注提高心率的药物，对昏厥反复发作者可安装人工心脏起搏器。

3.静注钙剂

钙离子有助于恢复细胞膜的兴奋性，尤其是对心电图 P 波消失、QRS 波增宽者效果显著。

4.应用异丙肾上腺素

应用异丙肾上腺素作用于心脏β_1受体，提高窦房结的自律性，对抗高钾血症对窦房结的抑制作用。

十、并发症

本病如果治疗不及时病人可发生抽搐、昏厥甚至死亡，这也是本病最严重的并发症。

第三节　病窦综合征

病态窦房结综合征（sick sinus syndrome，SSS）简称病窦综合征，又称窦房结功能不全。由窦房结及其邻近组织病变引起窦房结起搏功能和（或）窦房传导障碍，从而产生多种心律失常和临床症状。

病窦综合征的主要特点是窦房结的功能衰竭，可合并心房、房室交界处及心脏全传导系统的病理改变。大多于 40 岁以上出现症状。有明确症状的病人年龄在 40～50 岁和 60～70 岁最多见。

一、症状

（1）临床表现轻重不一，可呈间歇发作。多以心率缓慢所致脑、心、肾等脏器供血不足尤其是脑血供不足症状为主。

（2）轻者乏力、头晕、眼花、失眠、记忆力差、反应迟钝或易激动等，易被误诊为神经症，老年人还易被误诊为脑血管意外或衰老综合征。

（3）严重者可引起短暂黑蒙、近乎晕厥、晕厥或阿斯综合征发作。部分患者合并短阵室上性快速心律失常发作，又称慢-快综合征。快速心律失常发作时，心率可突然加速达 100 次/分以上，持续时间长短不一，心动过速突然中止后可有心脏暂停伴或不伴晕厥发作。

（4）严重心动过缓或心动过速除引起心悸外，还可加重原有心脏病症状，引起心力衰竭或心绞痛。心排出量过低严重影响肾脏等脏器灌注，还可致尿少、消化不良。慢-快综合征还可能导致血管栓塞症状。

二、病理

常见病因为心肌病、冠心病、心肌炎，亦见于结缔组织病、代谢或浸润性疾病，不少病例病因不明。除窦房结及其邻近组织外，心脏传导系统其余部分也可能受累，引起多处潜在起搏和传导功能障碍。合并房室交界处起搏或传导功能不全的，又称双结病变；同时累及左、右束支的称为全传导系统病变。病窦综合征的病程发展大多缓慢，从出现症状到症状严重可长达5～10年或更长。少数急性发作，见于急性心肌梗死和急性心肌炎。

三、临床诊断

1.心电图及其他检查

下列检查有助于评估窦房结功能。

（1）动态心电图：可能在24小时内记录到病窦综合征的多种特征性心电图表现，结果阴性时可于短期内重复检查。①严重的窦性心动过缓，每分钟少于50次。②窦性停搏和窦房阻滞。③心动过缓与心动过速交替出现，心动过缓为窦性心动过缓，心动过速为室上性心动过速、心房颤动或扑动。④慢性心房颤动在电复律后不能转为窦性心律。⑤持久的缓慢的房室交界区性逸搏节律，部分患者可合并房室传导阻滞和束支传导阻滞。

（2）可做阿托品试验（静脉注射阿托品1～2mg）和异丙肾上腺素试验（静脉注射1～2mg）：若注后心率不能增快达90次/分者提示窦房结功能低下，但阴性结果（注后心率增快到90次/分或以上）不能排除本征。①运动和阿托品试验：运动或静注阿托品1.5～2mg，注射后1、2、3、5、10、15、20min分别描记心电图或示波连续观察，如窦性心律不能增快到90次/分，出现窦房阻滞、交界区性心律、室上性心动过速为阳性。如窦性心律增快大于90次/分为阴性，多为迷走神经功能亢进。②有青光眼或明显前列腺肥大患者慎用。③心房调搏方法测定窦房结恢复时间（SNRT）和窦房传导时间（SACT），病窦综合征患者的SNRT和SACT常显著超过正常高限。经食道或直接心房调搏测试窦房结功能：本法是病窦综合征较可靠的诊断方法。特别是结合药物阻滞自主神经系统的影响，更可提高敏感性。经食道插入双极起搏导管，电极量入左房后面，然后接人工心脏起搏器，行快速起搏，频率由每分钟 90 次、100 次、120 次，逐渐增至每分钟 150 次，每次调搏持续 1min，然后终止起搏，并描记心电图，看窦房结经历多长时间能温醒并复跳，自停止刺激起搏至恢复窦性 P 波的时间为窦房结恢复时间。病窦综合征者固有心率在 80 次/分以下（予阿托品 2mg 加普萘洛尔 5mg 静脉注射后测定），窦房结恢复时间大于 1500ms，窦房传导时间大于 180ms。④动态心电图监测：可了解到最快和最慢心率及窦性停搏、窦房阻滞等心律失常表现。⑤运动试验：踏车或平板试验时，若运动后心率不能明显增加，提示窦房结功能不良。但必须严密监护观察，以防发生意外。对上述电生理指标评估窦房结功能的评价不一，一般认为测定结果在正常范围不能否定诊断，结果显著超过正常高限（如 SNRT 超过 2000ms）者有参考价值。不少人认为其诊断价值不如动态心电图。

2.诊断依据

（1）可有器质心脏病史，部分有家族史，也有原因不明者。

（2）发病隐匿，病程缓慢：病情轻者可无症状，重者可有脑、心肾供血不足的临床表现，甚至因窦性停搏发生阿-斯综合征及猝死。

（3）窦房结功能衰竭应排除药物、神经或代谢紊乱等诱发因素，表现有以下各项中的一项或多项。①窦房传导阻滞。②窦性停搏。③持续或间歇的严重窦性心动过缓，心率小于 40 次/分，且不因运动、发热而相应增加。常伴有房室交界区性逸搏、窦房传导阻滞或窦性停搏。④单独窦性心动过缓者具有下列试验一项阳性。A.激发试验：a.做运动试验；b.静脉注射阿托品；c.静脉注射异丙肾上腺素。在运动或药物注射后 30min 内心率小于 90 次/分或出现窦房阻滞、房室交界区性逸搏心律，或原有房室交界区性心律持续存在为阳性。B.检测窦房结功能的电生理试验：a.窦房结恢复时间（SNRT）测定，采用人工心房内或食管内心房快速起搏法，SNRT 正常值为小于 1400ms，60 岁以上可达 1500ms，大于 1500ms 提示窦房结功能低下；b.校正窦房结恢复时间（CSNRT），即对窦房恢复时间做心率方面的校正，等于 SNRT 减去基础窦性周期长度，正常值应小于 450ms，超过此值说明窦房结功能异常；c.窦房传导时间（SACT）测定，采用人工心房内或食管内心房程序起搏，一般认为

SACT 最高限度为 120ms，大于 150ms 提示有窦房传导障碍；d.窦房结固有心率低于 80 次/分者提示窦房结功能低下。阻滞自主神经后重复测定 SNRT 及 SACT，可提高诊断的敏感性及准确性。

（4）病窦综合征尚可表现为下述 3 种类型：①心动过速-心动过缓综合征（快-慢综合征），在阵发性心房颤动或扑动，阵发性房性或房室交界性心动过速发作终止时，出现严重的窦性心动过缓，窦房传导阻滞或窦性停搏，故称为心动过速-心动过缓综合征；②双结病变，窦房结与房室交界处功能均不正常，表现有房室交界区性逸搏，逸搏心律和二度、三度房室阻滞；③全传导系统障碍：窦房结及其以下的传导系统均有不同程度的改变，表现有窦房、房内、房室交界区及室内传导阻滞。

（5）容易误诊的疾病：①主要基于窦房结功能障碍的心电图表现，应排除迷走神经功能亢进或药物影响。②早期或不典型病例的窦房结功能障碍可能呈间歇性发作，或以窦性心动过缓为主要或唯一表现，常难以确诊。

四、治疗

（1）治疗应针对病因，无症状者可定期随访，密切观察病情。

（2）心率缓慢显著或伴自觉症状者可试用阿托品、沙丁胺醇口服。双结病变、慢-快综合征以及有明显脑血供不足症状如近乎昏厥或晕厥的患者宜安置按需型人工心脏起搏器，房室顺序按需起搏器较 VVI 更符合生理要求。

（3）合并快速心律失常的，安装起搏器后再加用药物控制快速心律失常发作。近年来尚有用程控自动扫描复律器治疗慢-快综合征，心动过缓时按 VVI 起搏，心动过速发作时则由 VVI 转为 VVT，发放扫描刺激或短阵快速刺激终止心动过速发作。

（4）病窦综合征患者禁用可能减慢心率的药物如降血压药、抗心律失常药、强心药、β-肾上腺素受体阻滞药及钙拮抗药等。

（5）心房颤动或心房扑动发作时，不宜进行电复律。

（6）治疗方法。

①病因治疗。首先应尽可能地明确病因，如冠状动脉明显狭窄者可行经

皮穿刺冠状动脉腔内成形术，应用硝酸甘油等改善冠脉供血；心肌炎则可用能量合剂、大剂量维生素 C 静脉滴注或静注。

②药物治疗。A. 对不伴快速性心律失常的患者，可试用阿托品、麻黄素或异丙肾上腺素以提高心率。烟酰胺 600～1000mg 溶于 10％葡萄糖液 250～500mL 中静滴每日 1 次，避免使用减慢心率的药物如β-受体阻滞药及钙拮抗药等；B. 中医治疗以补气、温阳、活血为主，可用人参加炙甘草汤，生脉散加四逆汤。

③安装按需型人工心脏起搏器。A. 最好选用心房起搏器（AAI）或频率应答式起搏器，在此基础上用抗心律失常药控制快速性心律失常。窦房结功能障碍本身的心电图及继发于窦房结功能失常的逸搏和（或）逸搏心律，还可并发短阵快速心律失常和（或）传导系统其他部位受累的心电图表现；B. 窦房传导阻滞和（或）窦性静止和（或）显著窦性心动过缓；C. 逸搏、短阵或持续逸搏心律，逸搏夺获二联律，游走心律；D. 伴随的房性快速心律失常，如频发房性过早搏动，阵发或反复发作短阵心房颤动、心房扑动或房性心动过速，与缓慢的窦性心律形成所谓慢-快综合征（bradycardia-tachycardia syndrome），快速心律失常自动停止后，窦性心律常在长达 2s 以上的间歇后出现；E. 房室交界区起搏和（或）传导功能障碍，表现为延迟出现的房室交界区逸搏、过缓的房室交界区逸搏心律（逸搏周期＞15s）或房室传导阻滞，偶见合并束支传导阻滞；F. 对于病态窦房结综合征进行药物治疗常较困难，因为：治疗快速性心律失常的药物如洋地黄、奎尼丁、普鲁卡因酰胺及β-受体阻滞药等常可诱发过缓的心律失常，反之，治疗缓慢性心律失常的药物如异丙肾上腺素或麻黄素等，常可诱发快速心律失常，包括快速室性心律失常；G. 治疗缓慢性心律失常的药物如异丙肾上腺素及阿托品等，常缺乏长期治疗作用。各种抗心律失常药常有明显和不能耐受的副作用，故在药物治疗中要把握时机及控制剂量。

④心动过缓的治疗。主要是提高基础心率，预防阿-斯综合征的发生。A. 阿托品：0.3～0.6mg，2～6h 一次；必要时可肌内注射，每次 0.5～1mg／次；紧急情况下可静脉注射 1～2mg，每 1～2h 一次。B.异丙肾上腺素：10mg，2～6h 一次，舌下含用；紧急情况下，可用 1mg 溶于 5％葡萄糖溶液 250～500mL

中静脉滴注，滴注速度以 1～2μg/min 为宜。但当窦房结暂停或窦房传导阻滞系药物诱致时，以不用异丙肾上腺素为好，因它有诱发房性心动过速或心房颤动的可能。C.麻黄素：25mg，每日 3～4 次。D.烟酰胺。a.作用：作用机制可能与下述因素有关，烟酰胺主要存在于线粒体内，在生物氧化过程中起递氢作用，即烟酰胺可影响能源的产生；由于窦房结及传导系统中电活性细胞的线粒体比心肌工作细胞中的线粒体明显少而小，如在缺血、缺氧或炎症时，线粒体受损，发生能量供应障碍，就可影响传导功能；烟酰胺的补充可使呼吸链的成分增加，促使受损的线粒体产生足够的能源，从而使传导功能及自律活动恢复；烟酰胺有促进钙离子内流的作用。b.用法及剂量：烟酰胺 300～400mg，溶于 10％葡萄糖溶液 250mL 中静脉滴注，每日 1 次；亦可用 300～400mL，溶于 50％葡萄糖溶液 60mL 中，缓慢静脉注射，每日 1 次。E.中药：中药生脉散有改善窦房结的供血，增强窦房结的自律性及改善加速传导的作用。中医辨证施治原则如下：心悸、气短、盗汗、失眠、健忘、口渴、口干、四肢微冷、舌尖红、苔薄白、脉细结代，证属气阴两虚，治宜养阴益气，方用麦冬 9～30g，五味子 9g。一般先予生脉散注射液 40～120mg，加入 10％葡萄糖溶液 250～500mL 中静脉滴注；或用 5～10mL，每 4～6h 静脉注射 1 次。病情好转后改为口服。如兼有血瘀，加血府逐瘀汤，或川芎、红花、赤芍、降香、丹参。兼有痰湿者，加二陈汤，或瓜蒌、半夏、天南星、竹茹等。兼心肾阳虚者，加右归饮、参附汤、麻黄附子细辛汤或人参、附子、麻黄、桂枝、淫羊藿、生熟地黄。

⑤心动过缓-心动过速综合征的治疗。此类因突然发作室上性快速性心律失常或心率骤然减慢和心搏骤停而引起头晕、心悸、胸闷，乃至晕厥发作。终止心动过速及晕厥发作为药物治疗的目的。A. 奎尼丁。a.作用：奎尼丁可减慢钠离子进入细胞，从而抑制舒张期自动除极；此外，还可将细胞内阈电位移向 0，因而可降低起搏组织的自发频率，从而抑制自律性，导致窦房结冲动形成减少。故一般认为病态窦房结综合征病人用奎尼丁治疗室上性快速心律时，可显著抑制窦房结活动或造成高度窦房阻滞。但若剂量掌握得当，奎尼丁并不扰乱窦房结的自律性。其机制可能为：正常心肌细胞的传导速度随奎尼丁浓度的增高而逐步降低，但若奎尼丁的血药浓度始终保持在治疗范围内

（2～6μg/mL），则不可抑制窦性节律；奎尼丁尚有间接的抗乙酰胆碱作用，除去迷走作用可以增加窦房率；窦房结疾病常伴有心房壁纤维化，窦房结血供不足亦可导致窦房结功能失调。广泛的窦房结周围纤维化或窦房结缺血，有可能防止窦房结内有足量的药物浓度，故奎尼丁对病态窦房结综合征病人并非禁忌，当发生快速心律失常需要治疗时，可谨慎应用。b.用法及剂量：每日25mg/kg体重，分4次口服。B.乙胺碘呋酮。a.作用：乙胺碘呋酮可延长校正的窦房结恢复时间，从而抑制窦房结的自律性。窦性心动过缓、窦房传导阻滞及窦房结暂停亦是较为常见的不良反应。但这些不良反应的发生，均与乙胺碘呋酮的剂量密切相关。若每日采用较小剂量，则既可达到控制快速心律失常的目的，又不会发生明显症状性心动过缓或其他严重心脏不良反应。b.用法及剂量：0.2g，每日1～2次；有效后减为0.1g，每周用5日，停2日。对不伴房性快速心律失常的病人，若药物治疗无效且症状严重者，宜装置按需型人工心脏起搏器。心动过缓-心动过速综合征的病人也可根据症状装置按需人工心脏起搏器，并在起搏器控制心室的条件下加用抗心律失常药，控制快速心律失常。C.病态窦房结综合征合并心力衰竭：宜首先使用利尿药或血管扩张药，不可轻易使用洋地黄，以免诱发过缓的心律失常及阿-斯综合征。有必要用洋地黄者，最好在安装人工心脏起搏器之后使用。

五、并发症

本病除严重心动过缓或心动过速除引起心悸外，还可加重原有心脏病症状。心排出量过低严重影响肾脏等脏器灌注，还可致尿少、消化不良；慢-快综合征还可能导致血管栓塞症状，偶可发生心绞痛、心力衰竭或休克等严重并发症，甚至导致患者死亡。

六、预防

病态窦房结综合征常由于窦房结及其周围组织退行性病变或纤维化所致，应积极查找病因，对症处理，防止疾病进一步发展，对心率过于缓慢者可安置人工心脏起搏器以维持正常生活及工作。

（1）积极治疗原发病：消除基本病因，如积极治疗心肌炎、急性心肌梗死和心肌缺血，恢复电解质平衡；消除导致本病的诱因，病后应坚持遵医嘱服药，巩固疗效，避免不良刺激。

（2）慎用或停用各种抑制窦房结功能的药物：如β-受体阻滞药，维拉帕米、洋地黄类制剂等以及其他抗心律失常药。

（3）起居有常，饮食适宜，适当锻炼，防止外邪侵入。

（4）保持心情舒畅，注意劳逸结合，可适当地练气功、打太极拳、散步等，以使筋脉气血流通。

（5）对急性窦房结功能不全应积极针对病因治疗、暂时性地增加窦性心律，以免演变成慢性病窦综合征；对诊断明确的慢性病窦综合征应积极地采取中西医综合治疗，以改善窦房结功能，阻断病情进一步发展。药物治疗不佳或临床症状明显者，应及早安装起搏器，以预防猝死的发生。

七、保健

1.食疗

（1）人参粥：红参末 3g，粳米 100g，煮粥食服，适用于心阳亏虚患者。

（2）桂末生姜羊肉粥：新鲜羊肉 50g。

2.心律失常用药要准

（1）良性早搏与精神、情绪、过度疲劳、过多吸烟、饮酒、喝浓茶有关。老年人中良性早搏十分常见。患有心脏疾病，如冠心病、风湿性心脏病、充血性心力衰竭、心脏病、心肌炎时，更易出现室性早搏。

（2）良性早搏如症状不明显，不需用抗心律失常药治疗，应加强锻炼，增强体质，保持情绪稳定、戒烟，少饮酒和浓茶。不少良性早搏病人的自觉症状是精神紧张所致，医护人员的不正确解释导致医源性病状。少数病人确有与早搏相关症状，可酌情选用β-受体阻滞剂、普罗帕酮、美西律、莫雷西嗪等。

（3）器质性心脏疾病引起的心律失常多见，如冠心病，尤其是心肌梗死后和心力衰竭。对这些病人使用上述药物,可明显增加病人死亡与猝死的风险。

(4)对良性早搏病人来说,重点在于解除顾虑,不用特殊药物,即使早搏持续存在,也会预后良好。

对于有器质性心脏病的早搏病人,不可滥用抗心律失常药,而应针对基础心脏病治疗。如对心肌梗死后病人,提倡使用阿司匹林、β受体阻滞药、血管紧张素转换酶抑制药和"他汀"类降血脂药等。而对心力衰竭病人,提倡使用血管紧张素转换酶抑制药、β受体阻滞药,症状明显的病人,应使用利尿药和地高辛。早搏不等同于器质性心脏病,使用抗心律失常药一定要慎重。

第四节　窦性心动过速

一、心电图特征

窦房结冲动形成的速率超过100次/分,称为窦性心动过速,速率常为101～160次/分(图4-2)。窦性心动过速开始和终止时,其心率逐渐增快和减慢,在疾病状态中常见的病因为发热、低血压、缺氧、心功能不全、贫血、甲状腺功能亢进和心肌炎。一般无需特殊治疗,只要消除诱发因素就会自行恢复。窦性心动过速亦可由某些疾病引起,如发热、贫血、妊娠等,此时主要应针对病因治疗,并可在医生指导下进行治疗。在成年人当由窦房结所控制的心律其频率超过100次/分时,称为窦性心动过速。这是最常见的一种心动过速,其发生常与交感神经兴奋及迷走神经张力降低有关。它不是一种原发性心律失常,可由多种原因引起。生理状态下可因运动、焦虑、情绪激动引起,也可发生在应用肾上腺素、异丙肾上腺素等药物之后。在发热、血容量不足、贫血、甲亢、呼吸功能不全、低氧血症、低钾血症、心衰等其他心脏疾病时极易发生。该病在控制原发病变或诱发因素后便可治愈,但易复发。

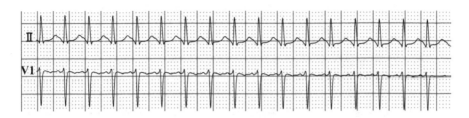

图 4-2　窦性心动过速

二、并发症

1.肺水肿

肺水肿是肺脏内血管与组织之间液体交换功能紊乱所致的肺含水量增加。本病可严重影响呼吸功能，是临床上较常见的急性呼吸衰竭的病因。主要临床表现为极度呼吸困难，端坐呼吸，发绀，大汗淋漓，阵发性咳嗽伴大量白色或粉红色泡沫痰，双肺布满对称性湿啰音，X 线胸片可见两肺蝶形片状模糊阴影，晚期可出现休克甚至死亡。动脉血气分析早期可有低 O_2、低 CO_2分压、严重缺 O_2、CO_2 潴留及混合性酸中毒。

2.心力衰竭

心力衰竭分为左心衰竭和右心衰竭。左心衰竭主要表现为疲倦乏力、呼吸困难，初期为劳力性呼吸困难，终而演变为休息时呼吸困难，只能端坐呼吸。阵发性呼吸困难是左心衰竭的典型表现，多于熟睡之中发作，有胸闷、气急、咳嗽、哮鸣，特别严重的可演变为急性肺水肿而表现剧烈的气喘、端坐呼吸、极度焦虑和咳吐含泡沫的黏液痰（典型为粉红色泡沫样痰）、发绀等肺部淤血症状。右心衰竭主要表现为下肢水肿、颈静脉怒张、食欲缺乏、恶心呕吐、尿少、夜尿、饮水与排尿分离现象等。

3.心源性休克

心源性休克是指由于心脏功能极度减退，导致心输出量显著减少并引起严重的急性周围循环衰竭的一种综合征。临床上主要表现为严重的基础心脏病表现，体循环衰竭表现有持续性低血压、少尿、意识障碍、末梢发绀等，亦可同时合并急性肺水肿表现及血流动力学指标变化，即动脉压 $<10.7kPa$

（80mmHg），中心静脉压可正常或偏高，但心输出量极度低下。

三、发病原因

（1）生理因素：正常人的体力活动、情绪激动、饱餐、饮浓茶、饮咖啡、吸烟、饮酒等，使交感神经兴奋，心率加快。

（2）病理因素：①心力衰竭，尤其在心力衰竭的早期，心率常增快；②甲状腺功能亢进，大多数甲亢病人有窦性心动过速，心率一般在100～120次/分，严重者心率可达到120～140次/分；③急性心肌梗死，在急性心肌梗死病程中，窦性心动过速的发生率可达到30%～40%；④休克，休克可引起窦性心动过速，在轻度休克时心率可达到100次/分以上，重度休克时心率更快，可大于120次/分；⑤急性心肌炎，多数患者可出现与体温升高不成比例的窦性心动过速；⑥其他器质性心脏病，均可出现窦性心动过速；⑦贫血、发热、感染、缺氧、自主神经功能紊乱、心脏手术后，均可出现窦性心动过速；⑧药物，如肾上腺素类、阿托品类也能引起窦性心动过速。

四、发病机制

窦性心动过速的发生主要与交感神经兴奋及迷走神经张力降低有关，当交感神经兴奋影响窦房结起搏细胞时，4相上升速度加快，到达阈电位时间缩短，心率则加快。

1.生理因素

生理性窦性心动过速是一种"适应"现象。影响心率的因素很多，如正常人体力活动、情绪激动、饱餐、饮浓茶、咖啡；吸烟、饮酒等可使交感神经兴奋，心跳加快。体位改变如立位时交感神经兴奋，心率也加快；卧位时心率则减慢。生理因素所致的窦性心动过速常为一过性，持续时间较短。

2.病理因素

①心力衰竭：在心力衰竭时，心率往往加快，这是机体维持心脏排血量的代偿性机制之一。心力衰竭患者心率加快在一定范围内是具有代偿意

义的。②甲状腺功能亢进（简称"甲亢"）：大多数甲亢患者都有窦性心动过速。③急性心肌梗死：急性心肌梗死的病程中，窦性心动过速的发生率较高，这是由于在发病的初期，全身的应激反应、儿茶酚胺分泌增加、疼痛、紧张、血容量不足或并发感染、发热等因素有关。如持续出现窦性心动过速则是梗死面积大、心排血量减少、左心衰竭或坏死、心肌愈合修复较差的反映。

五、鉴别

（1）阵发性房性心动过速与窦性心动过速在 P 波频率上有重叠现象，故易造成两者鉴别的困难。其鉴别主要靠心电图，下列几点可助鉴别：①阵发性房性心动过速的 P'波与窦性的 P 波不同；②阵发性房性心动过速的 P'波频率多为 100～180 次/分，大多在 160 次/分左右，而窦性心动过速的 P 波频率多在 140 次/分以下，很少超过 150 次/分，并易受运动、站立、进食、情绪激动、卧床、休息、呼吸（深吸气使心率加快、深呼气可使心率减慢）等因素的影响，而阵发性房性心动过速则不受上述因素的影响；③阵发性房性心动过速的发作为突然发作、突然终止，终止时有代偿间歇，而窦性心动过速是逐渐发生的，并且逐渐终止，终止时无代偿间歇；④阵发性房性心动过速时的 P-P 间期绝对规律，而窦性心动过速时，P-P 间期常有轻度不规则；⑤阵发性房性心动过速发作前后常有房性期前收缩出现，而窦性心动过速则无房性期前收缩；⑥用压迫眼球或颈动脉窦等刺激迷走神经的方法，自律性房性心动过速不能被终止但可诱发房室传导阻滞；而房内折返性心动过速则可被终止或诱发房室传导阻滞。窦性心动过速的频率可通过以上方法逐渐减慢，不可能突然被终止；而停止压迫时，又可恢复到原有较快水平。

（2）冠心病窦性心动过速时出现的 ST-T 改变与冠心病时 ST-T 改变的鉴别。窦性心动过速时可表现 ST 段降低、T 波平坦或倒置。窦性心动过速时 T-P 段缩短，使 P 波与其前的 T 波重叠，此时不能将 T-P 段作为等电位线，去判断 ST 是否降低。窦性心动过速时由于 P II、III 较高尖，其 P 波的复极波（Ta）亦较明显，其后段可延伸到 ST 段上，引起 ST 段降低，主要表现在 II、III 导联上。冠心病患者出现窦性心动过速时，可引起冠状动脉相对性供血不足，导致 ST 段降低及 T 波改变。有些患者在窦性心动过速后 ST-T 的改变往往要经过一段时间才能恢复正常。所以在窦性心动过速时不能单纯依据 ST-T 的改变去诊断冠心病，必须结合临床实际情况全面考虑。

六、体表心电图特点

1.P 波

窦性心动过速时的 P 波由窦房结发出，P II 直立，PavR 倒置，窦性心动过速时的 P 波较正常窦性心律时的 P 波振幅稍高。在 II—III 导联中更明显，这是因为窦性心动过速时，激动多发生于窦房结的头部，此部位是心房前结间束的起始部位，窦性激动多沿着前结间束下传所致。

2.P-R 间期

在 0.12～0.20s。

3.P-P 间期

常受自主神经的影响，可有轻度不规则。

4.QRS 波

形态、时限正常，心房率与心室率相等。

5.频率

成人 P 波频率 100～160 次/分，多在 130 次/分左右，个别可达 160～180 次/分。婴幼儿的心率较成人略高，不同年龄窦性心动过速的诊断标准不同，如 1 岁以内应＞140 次/分，1～6 岁应＞120 次/分，6 岁以上与成人相同，应＞100 次/分。

七、窦性心动过速 24h 动态心电图监测的特点

1.一过性窦性心动过速的实性 P 波频率

逐渐加快至 100 次/分以上，持续数秒至数分钟后逐渐减慢至原有水平。心动过速时 P 波形态与正常窦性 P 波的形态相同。

2.持续性窦性心动过速

24h 动态心电图所记录的 P 波总数应＞14.4 万次。

3.窦性心动过速时 24h 动态心电图所记录到的其他伴随情况

①P 波振幅变尖或增高：提示激动起源于窦房结头部。②P-R 段下移：此系受心房复极波的影响所致。③可有不同程度的继发性 ST-T 改变：或原有 ST-T 改变，当发生窦性心动过速时恢复正常。④Q-T 间期缩短。⑤出现快心率依赖型阻滞期前收缩等心律失常。

八、治疗

治疗原则，消除诱因，对症处理。

1.用药原则

（1）窦性心律失常的临床意义决定于基本病因，由生理或心外因素所致者，大多不需特殊治疗。窦性心动过速的治疗应主要治疗原发病，必要时辅以对症治疗。由充血性心力衰竭引起的窦性心动过速，应用洋地黄制剂、利尿药和血管扩张药等。窦性心动过速的纠正，常作为左心衰竭控制的指标之一。

（2）非心力衰竭所致的窦性心动过速的治疗：如甲状腺功能亢进所引起的窦性心动过速，应用洋地黄不能使心率减慢。注意：洋地黄过量也可引起窦性心动过速。以交感神经兴奋和儿茶酚胺增高为主所致的窦性心动过速患者，可选用β-受体阻滞剂、镇静药等。

（3）急性心肌梗死患者的治疗：在无明确的心功能不全时，窦性心律持续大于 110 次/分时，为减慢心率，可临时使用小剂量β-受体阻滞剂（如口服阿替洛尔 6.25～12.5mg）或钙拮抗药（如口服硫氮草酮 15～30mg），需要时可 8～12h 服 1 次。继发于左心衰竭的窦性心动过速，应主要处理心力衰竭。

2.疗效评价

（1）治愈：经治疗后症状消失，心电图恢复正常。

（2）好转：经治疗后症状减轻，心率减慢但仍大于 100 次/分。

（3）无效：经治疗后症状无改善，心率不减慢甚至进一步加快者。

九、预防保健

窦性心律 100～150 次/分，称窦性心动过速。窦性心动过速并不是一个单独的疾病，在发病时首先应尽量避免诱因，如饮浓茶、喝酒及应用兴奋心脏或加快心率的药物。保持心情愉快，防止过度激动与焦虑。如有心肺疾病或其他全身性疾病时应积极治疗，对反复发作、症状明显而影响日常生活与工作时，应及时就诊，尽早查明原因，以利防治。完全预防窦性心律失常发生有时非常困难，但可以采取适当措施，减少发生率。

1.预防诱发因素

一旦确诊后病人往往高度紧张、焦虑、忧郁，严重关注，频频求医，迫切要求用药控制心律失常。而完全忽略病因、诱因的防治，常造成喧宾夺主、本末倒置。常见诱因：吸烟、酗酒、过劳、紧张、激动、暴饮暴食、消化不良、感冒发热、摄入盐过多，血钾、血镁低等。病人可结合以往发病的实际情况，总结经验，避免可能的诱因，比单纯用药更简便、安全、有效。合理用药：心律失常治疗中强调用药个体化，而有些病人往往愿意接收病友的建议而自行改药、改量，这样做是危险的。病人必须按医生要求服药，并注意观察用药后的反应。有些抗心律失常药有时能导致心律失常，所以，应尽量少用药，做到合理配伍。

2.定期检查身体

定期复查心电图、电解质、肝功能、甲状腺功能等，因为抗心律失常药可影响电解质及脏器功能。用药后应定期复诊及观察用药效果和调整用药剂量。

3.生活要规律

养成按时作息的习惯，保证睡眠，因为失眠可诱发心律失常。运动要适量，量力而行，不勉强运动或运动过量，不做剧烈及竞赛性活动，可做气功、打太极拳。洗澡水不要太热，洗澡时间不宜过长。养成按时排便习惯，保持大便通畅。饮食要定时定量。节制性生活，不饮浓茶不吸烟。避免着凉，预防感冒。不从事紧张工作，不从事驾驶员工作。

第五节　窦性心动过缓

窦性心律慢于 60 次/分称为窦性心动过缓。可见于健康的成人，尤其是运动员、老年人和睡眠时。其他原因为颅内压增高、血钾过高、甲状腺功能减退、低温以及用洋地黄、β-受体阻滞剂、利血平、胍乙啶、甲基多巴等药物。在器质性心脏病中，窦性心动过缓可见。

一、病因

引起窦性心动过缓的原因主要有以下几个方面。

（1）生理性：在正常睡眠时，例如在午间及夜间睡眠时，由于迷走神经张力增高可出现窦性心动过缓，心率可在 50 次/分左右，个别可在 40 次/分左右。运动员白昼可在 50 次/分左右，夜间个别可低至 38 次/分左右。体力劳动者也常出现窦性心动过缓。可见于年轻人及老年人。

（2）迷走神经中枢兴奋性增高所致：如脑膜炎、脑出血、脑肿瘤、脑炎、脑外伤等引起的颅内压升高，黄疸、神经症、血管抑制性虚脱及精神分裂症等，导致迷走神经兴奋，使窦房结自律性降低而发生窦性心动过缓。

（3）反射性迷走神经兴奋：如压迫眼球、按压颈动脉窦、刺激咽部、恶心呕吐、屏气、吞咽、剧烈咳嗽、忧虑，做瓦尔萨尔瓦动作、Muller 动作时，也可见于胃扩张、肠梗阻、泌尿系结石、胆结石等疾病，可引起反射性迷走神经兴奋诱发窦性心动过缓。

（4）代谢降低：如低温、重度营养不良恶病质、脑垂体功能低下、甲状腺功能减退症等。

（5）药物所致：某些药物可使迷走神经兴奋性增高或直接抑制窦房结功能而引起窦性心动过缓，如利舍平、降压灵、胍乙啶等降血压药，β受体阻滞药、洋地黄、奎尼丁、普鲁卡因胺、苯妥英钠、镇静药、新斯的明及麻醉药等。

（6）某些传染病的极期或恢复期：如伤寒、白喉、流感等。

（7）电解质紊乱：高钾血症、尿毒症或血液酸碱度改变者。

（8）消化性溃疡合并窦性心动过缓：消化性溃疡在发病机制中，胃酸的分泌物主要受迷走神经张力控制，当其兴奋性增高时可引起窦性心动过缓。

（9）家族性窦性心动过缓。

二、发病机制

窦性心动过缓的发生是由于窦房结起搏细胞 4 相上升速度减慢、最大舒张期电位负值增大、阈电位水平上移等，使窦房结自律性强度降低所致。

三、诊断

（1）窦性 P 波。频率＜60 次/分，一般不低于 40 次/分，24h 动态心电图窦性心搏＜8 万次。

（2）P-R 间期为 0.12～0.25s。

（3）QRS 波正常。

四、鉴别诊断

（1）二度窦房阻滞：当发生 2∶1 窦房阻滞时，心率很慢，类似窦性心动过缓。两者可依据下列方法鉴别：经阿托品注射或体力活动后（可做蹲下、起来运动），窦性心动过缓者的窦性心律可逐渐加快，其增快的心率与原有心率不成倍数关系；而窦房阻滞者心率可突然增加一倍或成倍增加，窦房阻滞消失。

（2）未下传的房性期前收缩二联律：未下传的房性期前收缩 P'波，一般是较易识别的。当 P'波重叠于 T 波上不易分辨时可被误认为窦性心动过缓。其鉴别点为：①仔细观察可发现 T P'混合波与其他 T 波的形态是不同的；②可从 T 波低平的导联上寻找未下传的 P'波；③心电图描记时可加大电压（增益），走纸速度增至 50～100mm/s，重叠于 T 波的 P'波可显露。

（3）2∶1 房室传导阻滞：由于未下传的 P 波可重叠于 T 波中，T 波形态发生增宽、变尖切迹、倒置、双向等变化，或者误认为此 P 波为 U 波而被忽略而误认为窦性心动过缓。其鉴别点是：①仔细观察叮发现 TP 混合波与其他 T 波的形态是不同的；②心电图描记时可加大电压（增益），走纸速度增至 50～100mm/s，重叠于 T 波的 P 波可显露；③注射阿托品或改变心率后，则重叠于 T 波中的 P 波可显露并可与 U 波相区别。

（4）房性逸搏心律：房性逸搏心律较少见，其 P'波形态与窦性心律的 P 波明显不同，但如果房性逸搏点位置接近窦房结时，则其 P'波与窦性 P 波在形态上不易区别。其鉴别点为：①房性逸搏心律通常持续时间不长，运动或注射阿托品可使窦性心律加快、房性逸搏心律消失；②房性逸搏心律规则，而窦性心动过缓常伴有窦性心律不齐。

五、心电图特征

1.窦性 P 波的形态

窦性心动过缓与窦性心动过速时 P 波形态有较大差异，这是由于窦性心动过缓时窦房结的起搏点多位于尾部，其发出的激动多沿中结间束下传；而窦性心动过速时窦房结的起搏点多位于头部，激动多沿前结间束下传。虽然窦房结的头、尾相差仅 15mm，但由于结间束优先传导的特点，所以两者的窦性 P 波形态有差异，Ⅱ、Ⅲ导联的 P 波较正常窦性心律的 P 波稍低平。

2.窦性 P 波

其频率成人应＜60 次/分，通常为 40～59 次/分，多在 45 次/分以上。亦有慢至 35 次/分左右者甚至有 20 次/分的报告，＜45 次/分为严重的窦性心动过缓。婴幼儿窦性心动过缓的心率，在 1 岁以下应＜100 次/分，1～6 岁应＜80 次/分，6 岁以上应＜60 次/分。

3.P-R 间期

0.12～0.25s。

4.QRS 波

每个 P 波后紧随一正常的 QRS 波，形态、时限均正常。

5.T 波、U 波

其窦性心动过缓时正常，也可表现 T 波振幅较低，U 波常较明显。

6.Q-T 间期

Q-T 间期按比例延长，但校正后 Q-Tc 间期则在正常范围内。正常 Q-Tc=Q-T（s）应≤0.42s。

窦性心动过缓的心电图特征见图 4-3。

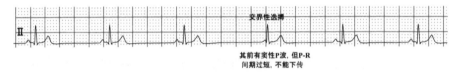

图 4-3　窦性心动过缓

六、治疗

1.治疗方法

（1）对窦性心动过缓者：均应注意寻找病因，大多数窦性心动过缓无重要的临床意义，不必治疗。

（2）对器质性心脏病（尤其是急性心肌梗死）患者：由于其心率很慢，可使心排血量明显下降而影响心、脑、肾等重要脏器的血液供应，症状明显，此时应使用阿托品（注射或口服），甚至可用异丙肾上腺素静脉滴注（1mg 加入到 5％葡萄糖液 500mL 中缓慢静滴，应根据心率快慢而调整剂量），以提高心率。亦可口服氨茶碱 0.1g，3 次/日。

（3）对窦房结功能受损所致的严重窦性心动过缓的患者：其心率很慢、症状明显，甚至有晕厥发生、药物治疗效果欠佳者，需要安装永久性人工心脏起搏器，以防突然出现窦性停搏。

（4）对器质心脏病伴发窦性心动过缓又合并窦性停搏或较持久反复发作窦房阻滞而又不出现逸搏心律、发生过晕厥或阿-斯综合征、药物治疗无效者：应安装永久性人工心脏起搏器。

（5）由颅内压增高、药物、胆管阻塞、伤害等所致的窦性心动过缓者：

应首先治疗病因，结合心率缓慢程度以及是否引起心排血量的减少等情况，适当给予提高心率的药物。

2.治疗原则

（1）窦性心动过缓如心率不低于每分钟 50 次，无症状者，无须治疗。

（2）如心率低于每分钟 40 次，且出现症状者可用提高心率药物（如阿托品、麻黄素或异丙肾上腺素）。

（3）显著窦性心动过缓伴窦性停搏且出现晕厥者可考虑安装人工心脏起搏器。

（4）治疗原发病。

（5）对症、支持治疗。

3.用药原则

（1）大部分病人在消除病因或诱因后，症状可消失。

（2）有明确的原发性疾病时应积极治疗。

七、保健预防

1.合理饮食

饮食宜选择高热量、高维生素且易消化的食物，避免食用过硬不消化及带刺激的食物。吸烟饮酒是引起心律失常的重要诱发因素，应戒烟忌酒。平时可服用益气养心的药膳，如人参粥、大枣粥、莲子粥等。

2.预后预防

窦性心动过缓的预后与心率快慢及基础心脏状态有关。如心率 40～60 次/分，血流动力学改变不大，且无严重的器质性心脏病，则其无明显症状，预后良好；如心率慢且有严重的器质性心脏病，心脏每搏排血量不能代偿性增大，则每分钟的排出量减少，冠状动脉、脑及肾血流量减少，就会出现气短、心前区疼痛、头晕等症状，严重时会出现晕厥，这种情况多见于急性下壁心肌梗死、心脏功能低下等，预后较差。若心率低于 40 次/分时，心排血量明显降低，预后不良。在急性心肌梗死时心率慢的本身有助于室性异位心律的发生。

（1）积极防治原发病：及时消除原发病因和诱因是预防本病发生的关键。

（2）病态窦房结综合征、完全性房室传导阻滞如心室率＜40 次/分，且血流动力学改变明显，出现心、脑等重要器官供血不足时要及时安置人工心脏起搏器，以防止心脑综合征和猝死的发生。

（3）慎用减慢心率和心脏传导的药物：对此类药物的应用要严格掌握适应证和剂量，避免过量和误用，对病窦综合征和房室传导阻滞患者要禁用洋地黄制剂、β-受体阻滞剂及明显减慢心率的其他抗心律失常药。

（4）注意生活和情志的调理，应饮食有节、起居有常。

第六节 窦性心律不齐

窦性心律不齐指窦房结不规则地发出激动所引起的心房及心室的节律改变。窦性心律不齐是心律失常的一种，简单地说是指虽然心跳启动正常，但心脏跳动的快慢出现明显不整齐。多见于青年人和儿童，以儿童尤为常见，因而在临床上多无意义。多数患者与呼吸有关，时常在呼气时心率减慢，吸气时心率加快则存在一定的周期性。心率减慢多因迷走神经张力增高所致，屏气和心率加快时由不齐变为规律，故称为窦性心律不齐。

心电图主要表现：

（1）P 波的间隔不均齐，P-P 间期互差大于 0.12s；

（2）P-P 间期在 0.12s 以上。

第七节 游走性心律

一、窦房结游走性节律

游走于窦房结头、体、尾部的节律，称为窦房结游走性节律。

（1）P 波发生由高到低或由低到高的周期性变化，较高的 P 波起自窦房结头部，频率较快；较小的 P 波来自窦房结尾部，频率慢；起自窦房结体部的激动形成的 P 波介于两者之间。

（2）P-R 间期发生长短变化，但不短于 0.12s。

（3）常伴有心律不齐。

二、窦-房游走节律

心脏起搏点自窦房结游走至心房，再从心房游走到窦房结。

（1）P波形态逐渐发生变化：由窦房P逐渐过渡到房性P，起搏点游走到右房下部，Ⅱ、Ⅲ、aVF导联P'波倒置；游走到左房，aVF导联P'波倒置。

（2）频率变化：P波频率逐渐变化轻，窦性频率较快，而房性频率较慢。

（3）P-R间期发生长短变化：均大于0.12s。

三、窦-交游走性节律

心脏起搏点游走于窦房结→心房→房室交界区之间：

（1）P波逐渐发生变化：窦性P-房性P'→交界性P'波→房性P'波→窦性P。

（2）频率变化：窦性频率较快，交界性频率较慢，房性频率介于两者之间。

（3）P-R间期有长有短：窦性与房性P'-R间期大于0.12s，交界性P'-R间期小于0.12s。

四、房-交游走性节律

心脏起搏点游走于心房与交界区之间：

（1）由房性心搏逐渐过渡到交界性心搏。

（2）房性频率较快，交界性频率较慢。

（3）房性P'-R间期大于0.12s，交界性P'-R间期小于0.12s。有的交界性QRS之前无P'波。

五、心房内游走性节律

心脏的起搏点游走于心房内或肺静脉：

（1）P'波均为房性，P'波形态逐渐发生变化。

（2）P'-R间期有长短变化，都大于0.12s。

六、交界区内游走性节律

心脏起搏点游走于房室交界区上、中、下部：

（1）交界性 P'波位于交界性 QRS 前、中、后，表示起搏点游走于交界区上、中、下部。

（2）交界性 R-R 间期逐渐发生由长到短再到长的周期变化，提示起搏点在交界区游走不定。

七、交-室游走性心律

心脏起搏点游走于房室交界区至心室：

（1）由交界性心搏逐渐过渡到室性心搏。

（2）交界性 R-R 间期小于室性 R-R 间期。

八、起搏点下移

各种疾病临终前，起搏点逐渐下移，反映了心脏各级起搏点逐渐消失。

在连续的心电图记录中，于 5 个阶段依次呈现下列 5 种心律失常：

（1）窦性心律（多为窦性心动过速）；

（2）房性心律取代窦性心律；

（3）交界性心律取代窦性心律；

（4）室性心律取代交界性心律；

（5）全心停搏。

第五章 房性心律失常

起源于左、右心房，房间隔和腔静脉壁的心律失常，称为房性心律失常。包括心房静止、过缓的房性逸搏心律、房性逸搏与房性逸搏心律、加速的房性逸搏与加速的房性心律、房性早搏性房性心动过速、心房扑动与心房颤动等。

第一节 心房静止

心房肌暂时或永久性丧失除极能力，称为心房静止。

一、心电图诊断

（1）顺序发生的 QRS 波群起源于房室交界区、心室或心室起搏心律。
（2）心房波暂时或永久性丧失。
（3）超声心动图或心脏透视下无心房活动。

二、临床意义

心房静止见于各种严重器质性心肌病及临终前心电图改变，预后严重。

第二节　房性逸搏及房性逸搏心律

窦心结自律性降低或窦房传导阻滞时，如期出现的房性搏动，称房性逸搏；连续 3 次或 3 次以上的房性逸搏，称房性逸搏心律。

一、概述

当窦性冲动传导受到抑制（如窦性心动过缓、窦房传导阻滞、窦性停搏时），房性潜在起搏点的自律性高于窦性起搏点或窦性冲动未能传出，则房性起搏点便可控制心房，产生房性逸搏（atrial escape）。当窦房结受抑制的因素消失，则又可出现窦性心律，房性逸搏消失。所以房性逸搏是一种生理性代偿机制。连续 3 个或 3 个以上的房性逸搏即构成房性逸搏心律（atrial escape rhythm），房性逸搏和房性逸搏心律多继发在有房室传导阻滞者，在一天的任何时间都可发生。在无房室阻滞，窦房结起搏与传导功能良好者，在活动与清醒状态下少见，主要发生在晚间睡眠或午休时。

二、发病机制

（1）偶尔可在健康人中出现。

（2）房性逸搏及逸搏心律是一种少见的被动性异位心律，多在重度窦性心动过缓、窦房结暂时被抑制、窦房阻滞、窦性停搏、房室传导阻滞、房性期前收缩长间歇之后时发生。下部心房心律，如冠状窦性心律失常发生在洋地黄中毒、急性心肌梗死、急性风湿热、重度呼吸衰竭等患者，以及迷走神经张力增高时。左心房逸搏心律多见于各种器质性心脏病，但健康人也可出现。

窦房结是心脏的最高起搏点，在所有的心肌自律细胞中其自律性最高。除窦房结以外，心脏尚有许多潜在的起搏点，主要有 3 处，即心房、房室交界区和心室，各处均有自己固定的频率。在许多情况下，潜在起搏点被最高起搏点窦房结发出的较快冲动所抑制，不能控制心室。当窦房结受到抑制、频率降低，或因窦房传导阻滞、窦性停搏、房室传导阻滞等，窦性激动不能下传时，潜在的起搏点即被动地发放冲动，使心脏避免过久的停搏，此时是一种生理性代偿机制。心动过缓时在长间歇后延迟出现的被动性异位搏动称逸搏，起搏点在心房称房性逸搏，在房室交界区称房室交界区性逸搏，在心室者则称室性逸搏。如果逸搏连续出现 3 次或 3 次以上，即称为逸搏心律。通常较窦性频率为慢。比窦性心律稍快的逸搏心律，则称加速性逸搏心律或称非阵发性心动过速。

三、心电图检查

（一）房性逸搏的心电图特点

1.典型房性逸搏的心电图特点

①在一个长间歇后延缓出现 1 个或 2 个房性逸搏 P'波，形态与窦性 P 波不同。②P'-R 间期大于 0.12s，或略短于窦性 P-R 间期。③QRS-T 波群与窦性心搏相同。

2.对房性逸搏典型心电图特点的详细描述

①因房性逸搏是被动心律，所以必定是在一个长间歇后延迟出现。②通常房性逸搏周期的长度为 1.0～1.2s，频率在 50～60 次/分。③房性逸搏的 P'波与窦性 P 波不同：如 P'波起源于心房上部，则Ⅱ、Ⅲ、aVF 导联的 P'波直立或双向；如起源于心房下部则Ⅱ、Ⅲ、aVF 导联的 P'波倒置。如 P'波在Ⅰ、V₅、V₆ 导联倒置，V₁ 导联直立，则起源于左心房。④房性逸搏的 P'波：可为单源性，也可呈多源性，后者在同一导联上 P'波形态不相同，而单源性 P'波则基本相同。⑤P'-R 间期在部分病例可比窦性 P-R 间期短，其原因可能是逸搏的心房搏动有迟发现象，使房室结有较长的恢复期，因而激动传导的速度增快，但 P'-R 间期通常均大于 0.12s。⑥房性逸搏下传的 QRS-T 波形态与窦性心律相同。⑦缺乏传入阻滞：一旦窦性心律大于 60 次/分时，房性逸搏的起搏

点便被抑制。

3.过缓的房性逸搏的特点

①在窦房传导阻滞、窦房结发放的频率异常过缓时，房性起搏点在其自律性已经降低的情况下，仍能发出 1～2 次冲动，形成过缓的房性逸搏，为被动性心律失常。②在一长间歇之后，延迟出现 1～2 次房性 P'-QRS-T 波群，逸搏周期＞120s，频率＜50 次/分。

（二）房性逸搏心律的心电图特点

1.逸搏周期恒定

潜在的起搏点是以固有频率发生冲动时，只是发自同一起点的逸搏或是逸搏心律，其周期是固定的。房性逸搏心律一般为 50～60 次/分。

2.延迟出现

逸搏周期总是大于窦性周期或基本心律周期，原因是逸搏必定延迟出现，逸搏心律也总是缓慢的。

3.起步现象

由于逸搏的起搏点受自主神经因素的影响比较少，所以逸搏心律是规则的。不过有时逸搏心律的最初几个逸搏周期较长、频率较慢，以后频率加快、周期缩短，然后达到固定的逸搏周期，节律规则。此即呈现阶梯现象或起步现象。

4.无传入阻滞

当心动过缓时窦性频率低于逸搏频率则出现逸搏或逸搏心律，如窦性频率又快于逸搏频率则逸搏被抑制而消失，此是因逸搏异位撼动点无传入阻滞保护所致。

（三）房性逸搏心律的典型心电图特点

（1）连续出现 3 个或 3 个以上的房性逸搏。

（2）P'波的形态可呈单源性，也可呈多源性，与窦性 P 波不同。

（3）房性逸搏心律频率在 50～60 次/分，很规则，但偶有不齐。

（4）P'-R 间期＞0.12s。

（5）QRS-T 波群与窦性相同。

（6）可合并房性融合波。

（四）对房性逸搏典型心电图的详细描述

（1）P'波的形态决定于房性逸搏心律异位起搏点的部位。

①起源于右心房上部。异位起搏点激动的传播方向是右、后、上，指向左、前、下，P'波向量在横面、额面均与窦性 P 环向量类似。因此，心电图上P'波形态与窦性 P 波相似。

②起源于右心房下部。异位起搏点激动的传播方向是从右、下，指向左、上，P'波的向量环在横面、额面均与房室交界区逆行的 P 环向量相似，在心电图上 I 、aVL、Ⅱ、Ⅲ、aVF 导联 P'波倒置，aVR 导联 P'波直立。但 P'-R 间期大于 0.12s。有人认为，起源于右心房下部的心律，称为冠状窦性心律。其依据是导管放在冠状窦内起搏时描记的心电图与食管导联心电图相当于冠状窦的部位，都可以记录到上述特征的 P'波。亦有人刺激左心房下部及右心房下部都可记录到上述图形，所以认为应称为下部心房心律。

③可起源于左心房，表现为左心房心律。

（2）房性逸搏心律偶可不齐。P'-P'间期可相差在 0.12s 以上。此系房性逸搏的异位起搏点所发放的节律不稳定所致。

（3）当合并房室传导阻滞时 P'-R 间期＞0.20s，或出现漏搏。合并 WPW 时 P'-R 间期＜0.12s。

（4）房性逸搏心律可以出现起步现象。

（5）当 P'波呈多源性时，形态可各异，称之为多源性房性逸搏心律。

（五）过缓的房性逸搏心律的特点

（1）发生机制与过缓的房性逸搏相同。

（2）过缓的房性逸搏连续发生 3 个或 3 个以上，频率＜50 次/分。

（3）P'-R 间期＞0.12s。

四、鉴别诊断

1.房性逸搏与房性期前收缩鉴别

房性逸搏和房性期前收缩的心电图特点是非常相似的，只是房性逸搏多发生在较长间歇（较正常的窦性周期长的间歇）后，而房性期前收缩都提前发生（较正常的窦性周期短的间歇）。

2.房性逸搏心律与房性并行心律的鉴别

房性并行心律 P'波的频率比窦性慢，常为 35～55 次/分，异位 P'无固定的联律间期，但异位 P'之间的长间距是短间距的简单倍数。这是因为房性并行心律因异位起搏点周围有保护性的传入阻滞，外来的冲动不能侵入异位起搏点而使其节律重整。而房性逸搏心律频率在 50～60 次/分，很规则，偶有不齐。由于房性逸搏的异位起搏点周围无保护性传入阻滞，一旦窦性冲动的频率超过房性逸搏频率，使房性异位起搏点抑制，成为无效起搏点，出现窦性心律。

五、治疗

房性逸搏及房性逸搏心律本身无特殊治疗，如为过缓的房性逸搏心律，可考虑用异丙肾上腺素、阿托品等以提高心率。因为房性逸搏心律本身是一种生理性保护机制，所以治疗时应查明病因，针对病因、原发疾病进行积极的治疗，也应密切观察病情及心律失常的变化。

第三节　加速性房性逸搏心律

加速的房性逸搏是介于房性逸搏与房性早搏之间的主动性房性异位搏动，连续 3 次或 3 次以上为加速性房性逸搏，称为加速性房性逸搏心律（即非阵发性房性心动过速）。

一、概述

加速性房性逸搏心律常见于累及心房的器质性心脏病，例如风湿性心脏病、慢性肺源性心脏病、肺部感染、肺气肿、冠心病心肌梗死、心肌炎、心脏手术后、洋地黄中毒及全身感染等。个别病例可见于无器质性心脏病者，很少见于正常人。出现加速性房性逸搏心律者提示心房肌有一定的损害，但一般对血流动力学无明显影响，也不易发展为心房颤动。

二、发生机制

由于心房内异位起搏点受到某些因素的影响，其自律性显著增高，当其频率超过窦性心律时和（或）窦房结的自律性降低时，根据自律性优势控制规律则发生加速性逸搏心律，其频率一般在 60～140 次/分，很少超过 140 次/分，由于其频率接近窦性心律的频率，所以两者常易发生竞争，时而为窦性心律，时而为加速性逸搏心律，可形成房室分离、房性融合波。当窦性频率与加速性房性逸搏心律的频率相等时，心房可由窦房结控制，心室由房性异位搏动点控制。此现象如是暂时出现则称暂时的同步现象，如是持久出现则称持久的同步现象，此时亦形成等率性房室分离。上述现象亦存在于加速的房室交界性区逸搏心律和加速的室性逸搏心律中。

加速性房性逸搏心律是介于逸搏心律与阵发性房性心动过速之间的一种主动性异位心律失常，属于病理性。而逸搏和逸搏心律是被动性心律失常，属于生理性保护机制。两者的性质不同。

三、心电图检查

（1）过早发生的 P'-QRS-T 波群为房性，P'-R＞0.12s。

（2）房性逸搏的联律间期 0.6～1.0s。

（3）房性心搏连续 3 次或 3 次以上。

（4）频率每分钟 60～100 次。

（5）与窦性心律竞争时隐时现，频率接近时，可形成干扰性心房脱节。

根据房性 P'波的特征，确定加速的房性心律起源部位：①加速的右房上部心律，Ⅱ、Ⅲ、aVF、V_2—V_6 导联 P'波直立，aVR 导联 P'倒置；②加速的右房下部心律，Ⅱ、Ⅲ、aVF、V_1—V_3 导联 P'波倒置，Ⅰ、aVL 导联的 P'波直立；③加速的左房心律，Ⅰ、aVL、V_6 导联 P'倒置；④加速的房间隔心律，P'波时间比窦性 P 波窄。心室率 60～140 次/分，大多在 100 次/分左右。

四、鉴别诊断

1.加速性房性逸搏心律与房性并行心律性心动过速的鉴别

房性并行心律性心动过速时外来的冲动不能侵入异位起搏点而使其节律重整，此因异位起搏点周围有保护性传入阻滞。此外，相邻的异位搏动间期是房性并行心律性心动过速周期的倍数；而加速的房性逸搏心律的异位起搏点周围无保护性传入阻滞，很易被外来冲动侵入使其节律重整。一旦窦性心律的频率超过房性频率时，引起房性节律重整使房性起搏点暂时成为无效起搏点出现窦性心律。此外，在窦性心律夺获前后的两次异位搏动，其间距不是加速性房性逸搏心律周期的倍数。

2.加速性右心房下部逸搏心律与加速性交界区性逸搏心律鉴别

两者均出现逆行 P'波，主要鉴别 P-R 间期加速性右心房下部逸搏心律时 P-R 间期大于 0.12s，而加速性交界区性逸搏心律时 P-R 间期小于 0.12s。如果加速性交界区性逸搏心律伴有一度房室传导阻滞，P-R 间期可大于 0.12s，两者无法鉴别。

第四节　房性早搏

过早发生的房性搏动称为房性早搏，常规心电图检出率为 5%，左右动态心电图的检出率为 70%～90%。

一、发病机制

房性起搏点自律性突然增高，产生房性早搏，心房内折返也是产生房性早搏的主要机制，房性期早搏，起源于窦房结以外心房的任何部位。正常成人进行 24h 心电监测，大约 60% 有房性期前收缩发生。各种器质性心脏病患者均可发生房性期前收缩，并经常是快速性房性心律失常出现的先兆。

二、心电图检查

（一）房性 P'波

P'波过早发生，有时 P'波埋在 T 波内，不易辨认，须仔细观察 T 波变化。

（1）单形性房早 P'联律间期固定（相差＜0.08s），形态相同。

（2）多源性房早 P'波联律间期不固定（相差＞0.08s），P'波形态不同。

（二）P'-R 间期

（1）P'-R 间期 0.12～0.20s，P'波位于 T 波结束以后。

（2）P'-R 间期大于 0.20s，见于伴交界区相对干扰（P'波出现 S-T 段或 T 波内）或伴一度房室传导阻滞（P'波位于 U 波结束以后）。

（3）P'-R 小于 0.12s，见于预激综合征短 P-R 间期。

（三）房性 QRS 波群形态

（1）房性早搏的 QRS-T 波形与窦性相同。

（2）伴时相性室内差异传导 QRS 宽大畸形，多呈右束支传导阻滞，有时呈左束支传导阻滞，右束支传导阻滞加左前分支传导阻滞，及右束支传导阻滞加左后分支传导阻滞。

（3）房性 P'波后无下传的 QRS 波群。P'波位于 S-T 段或 T 波内未下传，为房室干扰现象；P'波位于 U 波以后未下传，为阻滞。

（四）代偿间歇

（1）多数伴不完全性代偿间歇：房性早搏逆传窦房结，引起窦房节律重整，联律间期加代偿间歇小于两个窦性周期。

（2）少数伴完全性代偿间歇：房性激动在窦房交界区与窦性激动发生了绝对干扰，未打乱窦房结自律性，联律间期加代偿间歇等于两个窦律周期。

（3）无代偿间歇：见于插入性房性早搏，无代偿间歇的房性早搏少见。

（4）超代偿间歇与特超代偿间歇：见于病窦综合征。

三、治疗

房性期前收缩通常无需治疗。当有明显症状或因房性期前收缩触发室上性心动过速时，应给予治疗。吸烟、饮酒与咖啡因可诱发房性期前收缩，应劝导患者戒除或减量。治疗药物包括镇静药、β-受体阻滞剂等，亦可选用洋地黄或钙通道阻滞药。

对房性期前收缩的出现首先要判定是生理性的还是病理性的。

如果为生理性的情况，可消除各种诱因，如精神紧张、情绪激动、吸烟、饮酒、过度疲劳、焦虑、消化不良等。应避免过量服用咖啡或浓茶等。必要时可服用适量的镇静药。

如为病理的情况，特别是有器质性病变，如甲亢、肺部疾病缺氧所致的房性期前收缩、洋地黄中毒、电解质紊乱等引起者，应积极治疗原发病。对器质性心脏病患者，其治疗应同时针对心脏病本身，如冠心病应改善冠状动脉供血，风湿活动者抗风湿治疗，心力衰竭的治疗等，当心脏情况好转或痊愈后房性期前收缩常可减少或消失。

第五节　房性心动过速

房性早搏连续 3 次或 3 次以上，称为房性心动过速，简称房速。

一、发生机制

房性心动过速的发生机制：①心房异位起搏点自律性增高，形成自律性房性心动过速；②激动折返，形成心房内折返性心动过速；③肺静脉壁发放的激动形成房性心动过速。

根据发生机制与心电图表现的不同，可分为自律性房性心动过速、折返性房性心动过速与混乱性房性心动过速 3 种。自律性房性心动过速常发生于患严重器质性心脏病和洋地黄中毒的病人，发作短暂或持续数月。当房室传导比率变动时，听诊心律不恒定，第一心音强度发生变化。颈静脉见到的 a 波数目超过听诊心搏次数。集心电图有相应改变。

1.异常自律性房性心动过速

①心动过速的 P 波形态和心房激动顺序不同于窦性心律；②心房刺激不能诱发、拖带和终止心动过速，但（不总是）可被超速起搏所抑制；③心动过速发作与终止时可出现温醒（Warm-up）与冷却（Cool-down）现象；异常自律性房性心动过速；④房内传导或房室结传导延缓，甚至房室结传导阻滞不影响心动过速的存在；⑤刺激迷走神经和静脉注射腺苷不能终止心动过速。

2.房内折返性房性心动过速

①心动过速的 P 波形态和心房激动顺序不同于窦性心律；②心房程序刺激和分级刺激能诱发和终止心动过速；③出现房室结传导阻滞不影响心动过

速的存在；④部分心动过速能被刺激迷走神经方法和静脉注射腺苷所终止；⑤心房心内膜标测及起搏可判断折返环的部位、激动方向与顺序。

3.触发活动引起房性心动过速

①心动过速的 P 波形态和心房激动顺序不同于窦性心律；②心房程序刺激和分级刺激能诱发心动过速，且不依赖于房内传导和房室结传导的延缓；③起搏周长、期前刺激的配对间期直接与房速开始的间期和心动过速开始的周长有关，具有刺激周长依赖的特点；④心动过速发生前，单相动作电位上有明显的延迟后除极波；⑤心房刺激能终止或超速抑制心动过速；⑥部分心动过速能被刺激迷走神经方法和静脉注射腺苷所终止。

二、起源部位

自射频消融治疗房速以来，通过对成功消融靶点的 X 线影像定位，心内超声及三维电磁导管定位系统（CARTO）运用，发现绝大多数房速的起源部位集中在心房某些特殊的解剖区域内：房间隔、右心房界脊、冠状静脉窦口、右心房耳和三尖瓣环、左心房肺静脉口、左心房耳和二尖瓣环。体表 12 导联心电图 P 波形态或向量分析，可大致判定房速的起源部位，对术前准备和指导消融靶点的标测具有帮助。程序如下：①aVL 和 V_1 导联的 P 波形态对鉴别右房和左房房速的价值最大；②V_1 导联的正向 P 波对判定左房房速的敏感性和特异性分别为 92.9％和 88.2％，Ⅰ导联正向 P 波对诊断左房房速特异性高，敏感性差；③aVL 导联的双向或正向 P 波判断右房房速特异性和敏感性较高；④Ⅱ、Ⅲ和 aVF 导联的正向 P 波，提示房速位于心房的上部，如右房耳、右房高侧壁、左房的上肺静脉或左房耳；反之，则提示房速位于心房的下部，如冠状静脉窦口、下肺静脉等。心电图诊断步骤：首先判断 aVL 导联的 P 波负向或等电位；"是"为左房房速，Ⅱ、Ⅲ和 aVF 导联正向在心房上部，负向在下部；"否"为右房房速，Ⅱ、Ⅲ和 aVF 导联正向在心房上部，负向在下部；窦性心律时 V_1 导联的 P 波为双向，房速时变为正向，判定为右上肺静脉的房速。

三、心电图检查

①心房率通常为 150～200 次/分；②P 波形态与窦性者不同，在 II、III 和 aVF 导联通常直立；③常出现二度 I 型或 II 型房室传导阻滞，呈现 2：1 房室传导者亦属常见，但心动过速不受影响；④P 波之间的等电线仍存在（与心房扑动时等电线消失不同）；⑤刺激迷走神经不能终止心动过速，仅加重房室传导阻滞；⑥发作开始时心率逐渐加速。

四、心电生理检查

①心房程序刺激通常不能诱发心动过速，发作不依赖于房内或房室结传导延缓；②心房激动顺序与窦性 P 波不同；③心动过速的第一个 P 波与随后的 P 波形态一致，这与折返机制引起者不同；④心房超速起搏能抑制心动过速，但不能终止发作。

五、治疗方法

（一）自律性房速

（1）洋地黄引起者：①立即停用洋地黄；②如血清钾不升高，首选口服或静脉滴注氯化钾，同时进行心电图监测，以避免出现高血钾；③已有高血钾者，可选用普萘洛尔、苯妥英、普鲁卡因胺与奎尼丁。心室率不快者，仅需停用洋地黄。

（2）非洋地黄引起者：①口服或静脉注射洋地黄；②如未能转复窦性心律，可应用奎尼丁、丙吡胺、普鲁卡因胺、普罗帕酮或胺碘酮。

（二）折返性房速

心电图：P 波与窦性不同，P－R 间期延长。治疗参照阵发性室上速。

（三）紊乱性房性心动过速

亦称多源性房速（multifocal atrial tachycardia），常见于慢性阻塞性肺病、充血性心力衰竭、洋地黄中毒、低血钾。心电图：①3 种以上 P 波，P−R 间期各不同；②心房率 100～130 次/分；③多数 P 波能下传心室，部分 P 波过早而受阻，心室律不规则。治疗针对原发病。维拉帕米和胺碘酮可能有效。补钾补镁可抑制发作。

第六节 心房扑动

心房扑动是一种介于房性心动过速与心房颤动之间快速而规则的房性心律失常。分为典型与不典型两种心房扑动（atrial flutter, AF）是指快速、规则的心房电活动。在心电图上表现为大小相等、频率快而规则（心房率一般在 240～340 次/分）、无等电位线的心房扑动波。心房扑动的频率是介于阵发性房性心动过速与心房颤动之间的中间型，三者可相互转换。房扑的发生常提示合并有器质性心脏病，很少见于正常人，由于频率快常可引起血流动力学障碍，应积极处理。

一、发生机制

典型的心房扑动的发生机制是折返，折返环环绕上下腔静脉。顺钟向折返，心房扑动（房扑）是一种起源于心房的异位性心动过速，可转化为房颤。与室速相似，主要有两种学说。

（一）异常自律性

心房内一个异位起搏点以高频率反复发出冲动，发出的冲动如有规律，即形成房扑；如发出的冲动不规则，或心房内多个异位起搏点同时活动，互相竞争，则形成房颤。

（二）环形运动或多处微型折返学说

由于生理或病理原因使心房肌不应期长短差别显著时，冲动在房内传导可呈规则或不规则的微型环形折返，分别引起房扑和房颤。目前多数学者认为，上述两种可能都不能单独圆满解释房扑和房颤的发生机制。最可能的原因是，心房内一个或几个异位起搏点产生的冲动，在心房内传导过程中发生多处微型折返所致。也有学者认为在心房的任何部位有多源的大折返环分裂成子环，不规则传向心室所致。

房扑时心房内产生 300 次/分左右规则的冲动，引起快而协调的心房收缩，心室律多数规则［房室传导比例多为（2～4）∶1］，少数不规则（房室传导比例不匀），心室率常在 140～160 次/分之间，房扑也分为阵发性和持久性两种类型，其发生率较房颤少。

绝大多数发生在有器质性心脏病的患者，其中以风湿性二尖瓣病变、冠心病和离心病最为常见；亦可见于原发性心肌病、甲状腺功能亢进、慢性缩窄性心包炎和其他病因的心脏病；低温麻醉、胸腔和心脏手术后、急性感染及脑血管意外也可引起；少数可发生在洋地黄中毒及转移性肿瘤侵及心肌时。部分长时间阵发或持久性房颤患者，并无器质性心脏病的证据。又称为特发性房颤。

二、临床表现

（1）轻者可无明显不适，或仅有心悸、心慌、乏力。

（2）严重者头晕、晕厥、心绞痛或心功能不全，少数患者可因心房内血栓形成脱落而引起脑栓塞。

（3）心室律规则，140～160 次/分，伴不规则房室传导阻滞时，心室率可较慢，且不规则。

（4）有时心室率可因房室传导比例的转变而突然自动成倍增减，按摩颈动脉窦或压迫眼球可使心室率减慢或突然减半，解除压迫后又即恢复到原有心率水平，部分可听到心房收缩音。

房扑往往有不稳定的趋向，可恢复窦性心律或进展为心房颤动，但亦可持续数月或数年。房扑时心房收缩功能仍得以保存，栓塞发生率较心房颤动为低。按摩颈动脉窦能突然减慢房扑的心室率，停止按摩后又恢复至原先心室率水平。

令病人运动，应用增加交感神经张力或降低副交感神经张力的方法，均通过改善房室传导，使房扑的心室率明显加速。心房扑动的心室率不快的病人，全不觉察。房扑伴有极快的心室率，可诱发心绞痛与充血性心力衰竭。体格检查可见快速的颈静脉扑动。当房室传导比率发生变动时，第一心音强度亦随之变化，有时能听到心房音。

三、心电图诊断

（1）心房活动呈现规律的锯齿状扑动波，扑动波之间的等电线消失，在Ⅱ、Ⅲ和 aVF 或 V₁ 导联最为明显，常呈倒置。特点：P 波消失，代之以连续、规则的房扑波或连续、不规则的房颤波，在Ⅱ、Ⅲ和 aVF 或 V3R、V₁、V₂ 导联上比较清楚。

房扑的 P 波消失，以连续的锯齿样形状、大小一致和频率规则的房扑波（F 波）代之，250～350 次/分。房室比例大多为 2∶1，其次为 4∶1，有时呈不规则房室传导。QRS 波群形态多与窦性心律的相同，有时可见差异性心室内传导。心房率较慢时，扑动波可不呈典型锯齿样，形态与典型房扑的心房率通常为 250～350 次/分。

（2）心室率规则或不规则取决于房室传导比率是否恒定：当心房率为 300 次/分，未经药物治疗时，心室率通常为 150 次/分（2∶1 房室传导）。使用奎尼丁等药物，心房率减慢至 200 次/分以下，房室传导比率可恢复 1∶1，导致心室率显著加速。预激综合征、甲状腺功能亢进等并发之房扑，房室传导可达 1∶1，产生极快的心室率。不规则的心室率是由于传导比率发生变化，例如 2∶1 与 4∶1 传导交替所致。

（3）QRS 波群形态正常，当出现室内差异传导或原先有束支传导阻滞时，QRS 波群增宽、形态异常。

四、治疗

应针对原发疾病进行治疗，最有效终止房扑的方法是直流电复律。通常应用很低的电能（低于 50J），便能迅速转复房扑为窦性心律。如电复律无效，或已应用大量洋地黄不适宜做电复律者，可将电极导管插至食管的心房水平，或经静脉穿刺插入电极导管至右心房处，以超越心房扑动频率起搏心房，此法能使大多数典型心房扑动转复为窦性心律或心室率较慢的心房颤动。钙拮抗药维拉帕米或地尔硫䓬，能有效减慢房扑的心室率，或使新发生的房扑转回窦性心律。超短效的β受体阻滞药艾司洛尔［esmolol，200μg/（kg·min）］，亦可用作减慢房扑时的心室率。若上述治疗方法无效，或房扑发作频繁，可应用洋地黄制剂（地高辛或毛花苷 C）减慢心室率，此时常需较大剂量达到目的。用药后，房扑通常先转变为心房颤动，停药后再恢复窦性心律。若单独应用洋地黄未能奏效，联合应用普萘洛尔或钙拮抗药可有效控制心室率。IA（如奎尼丁）或 IC（如普罗帕酮）类抗心律失常药能有效转复房扑并预防复发。但事前应以洋地黄、钙拮抗药或β-受体阻滞剂减慢心室率，否则，由于奎尼丁减慢心房率和对抗迷走作用，反而招致心室率加快。胺碘酮（200mg/d，5d/w）对预防房扑复发有效。如房扑持续发作，Ⅰ类与Ⅲ类药物均不应继续应用，治疗目标旨在减慢心室率，保持血流动力学稳定。心导管消蚀与外科手术适用于药物治疗无效的顽固房扑患者。除病因和诱因治疗外，应考虑心律失常发作时心室率的控制和心律失常的转复以及预防复发的措施。

（一）治疗原则

（1）病因治疗。

（2）控制心室率：有器质性心脏病，尤其合并心功能不全者，首选洋地黄制剂。

（3）转复心律：方法有药物复律和同步直流电复律，后者效果好。药物复律常用奎尼丁或胺碘酮。

（4）经电生理检查选择的病人可做射频消融治疗。

（5）预防复发：常用奎尼丁、胺碘酮等。

（6）预防血栓栓塞：持续房扑伴心功能不全或（和）二尖瓣病变、心肌病者，宜长期服华法林、阿司匹林等抗凝血药预防血栓形成。

（二）控制心室率

发作时心室率不快且无症状的房扑和房颤患者，可以不予以治疗。发作时心室率快的，宜按心率增快和影响循环功能的程度，选用β-受体阻滞剂、维拉帕米或洋地黄制剂。有器质性心脏病基础，尤其是合并心功能不全时，首选洋地黄制剂静脉给药，使心室率控制在 100 次/分以下后改为口服维持，调整用量，使休息时心室率在 60～70 次/分，轻度活动时不超过 90 次/分。房扑大多先转为房颤，于继续用或停用洋地黄过程中，可能恢复窦性心律。少数房颤患者经上述治疗后，心律也可转复为窦性。合并预激综合征的房颤，尤其是 QRS 综合波增宽畸形的不宜用上述药物治疗。病窦综合征合并房颤短阵发作时，宜在电起搏的基础上进行上述药物治疗。

（三）转复心律

1.复律的指征

及时转复为窦性心律，可恢复心房辅助心室充盈的作用，从而增加心搏量，改善心脏功能；其次尚可防止心房内血栓形成和栓塞现象。下列情况可考虑复律：①基本病因去除后房颤持续存在，如甲状腺功能亢进、二尖瓣病变手术后；②由于房颤的出现使心力衰竭加重而用洋地黄类制剂疗效欠佳者；③有动脉栓塞史者；④房颤持续 1 年以内，心脏扩大并不显著且无严重心脏病损者；⑤房颤伴肥厚型心肌病者。

下列情况不宜复律：①房颤持续 1 年以上，且病因未去除者；②房颤伴严重二尖瓣关闭不全，且左房巨大者；③房颤心室率缓慢者（非药物影响）；④合并病窦综合征的阵发性房颤；⑤复律后难以维持窦性心律者。

2.复律的方法

（1）同步直流电复律：房扑电复律所需的电功率低，电转复成功率亦高，且危险性较奎尼丁转复的小，有条件者宜首先选用。

（2）药物复律：常用奎尼丁或胺碘酮。服用奎尼丁复律时先试用 0.1g，观察 2h，如无过敏反应，可每 2h 用 0.2g，共 5 次，日间服用；每次给药前听诊心脏并测血压及记录有无毒性反应，发现心律已转复或出现毒性反应（如血压下降、QRS 波群时限增长 25％以上、出现室性早搏或 Q-T 间期显著延长）时，立即停药或改为维持量。心律未转复亦无毒性反应者，可将单剂量增至 0.3g，再服 1d。更大的剂量易于产生休克和严重室性心律失常，宜慎用。奎尼丁维持量，开始每 6h 用 0.2g，以后可改至 0.2g，3 次/日。奎尼丁与普萘洛尔或美托洛尔合用可加强疗效，防止复发。用胺碘酮复律时，先每 6～8h 0.2g，口服 7～10d 未能转复时停药。转复为窦性心律后改为维持量（0.2g，1～2 次/日）长期服用。服药期间严密观察心率、心律、血压、QRS 时限和 Q-T 间期，出现明显心动过缓和（或）Q-T 间期明显延长者，立即停药。长期服用维持量期间尚需严密观察甲状腺功能、肺部纤维性肺炎等严重副作用。用普罗帕酮复律时，一般每 6h 口服一次 150～200mg，复律成功后逐渐减量长期服用。如服药一周未能转复则停药。本药急性房颤复律尚有效，对慢性房颤复律效果差。

（3）外科手术复律：近年国内外均有应用心脏外科手术治疗以达到消除房颤或房扑的目的，以阻断发生在心房的全部潜在折返环为宗旨，有迷宫手术和过道手术等方式。术前均需行电生理检查标测心外膜电图，手术时间甚长，目前已接受治疗的患者尚不多，确切疗效尚待观察。

四、用药原则

（1）症状较轻甚至无症状、阵发性房扑且心室率不快者可暂不用药。

（2）非预激综合征的器质性心脏病患者伴心室率增快或心功能不全时，需立即用药，首选毛花苷 C。

（3）长期反复发作者在去除病因后进行复律，方法有药物复律和同步直流电复律，常用药物是胺碘酮和奎尼丁，可维持服药以防复发。

（4）慢性持续房扑，宜长期服华法林、阿司匹林等抗凝血药预防血栓形成。

（5）特发性房扑或药物治疗无效时可进行射频消融治疗。

五、疗效评价

（1）治愈：经电复律、药物转复或射频消融治疗后恢复窦性心律，不再复发。

（2）好转：经治疗后症状减轻，但房扑未转成窦性心律，心室率控制在70～80 次/分。

（3）无效：经治疗后症状不减轻，房扑未转成窦性心律，心室率仍在140～160 次/分以上。

六、科学预防

房扑与房颤一样是成人常见的心律失常，且多发生在器质性心脏病患者，病情严重者可引起心绞痛、休克、急性心功能不全，因此，发生过房扑的患者，必须去医院查明病因并及时治疗。

第七节　心房颤动

心房颤动简称房颤，是一种快速而不规则的房性快速心律失常。房颤是最常见的持续性心律失常，房颤总的发病率为 0.4%，随着年龄增长房颤的发生率不断增加，75 岁以上人群可达 10%。房颤时心房激动的频率达 300～600 次/分，心跳频率往往快而且不规则，有时候可以达到 100～160 次/分，不仅比正常人心跳快得多，而且绝对不整齐，心房失去有效的收缩功能。我国大规模调查研究显示房颤患病率为 0.77%，男性房颤患病率（0.9%）高于女性（0.7%），80 岁以上房颤患病率达 7.5%。

一、发生机制

（一）折返机制学说

房颤的发生机制较为复杂，至今仍在深入研究。较早提出的学说认为心房内有单个异位自律灶以极快频率发出冲动，使各处心肌不能保持同步活动而致颤动。到目前为止，不论是动物实验还是临床电生理结果，均支持折返机制学说。

（二）主导环学说

1962年Moe提出多个折返小波的假说，1979年Allessie不仅证实了这个假说，还根据动物实验结果，提出了主导环的概念（leading circle）及小波波长的概念。即冲动围绕一个功能性的障碍区域运行（由处于不应期的心肌所构成），从主导环的各个部分发出的冲动（子波）向其中心传导，并在那里互相碰撞，通过这种方式形成了一个功能性的阻滞区域（不应区域）以阻止环形冲动的短路，"主导环"的折返波可以碎裂成许多不应期依赖性的小子波从而形成房颤。

（三）自旋波折返学说

自旋波是自主旋转的波，为一种非线性波。新近发现的心脏自旋波折返为房颤的发生提供了新的解释。该学说认为房颤并非总是无组织、无规律的杂乱活动，而是有序可循的，自旋波折返的中心不存在解剖或功能性阻滞区域，相反其核心为可兴奋心肌。核心稳定的自旋波产生单型快速心律失常，如室速等；而核心位置不稳定的自旋波产生多型快速心律失常，如房颤、室颤等。不稳定的自旋波常见核心位置的游走及其核心大小形态的改变，核心游走时伴发多普勒效应，核心游入的心肌区激动时间短，而游出的心肌区激动时间长。当游动的核心遇到心肌瘢痕组织或血管即可形成稳定的自旋波，而在一定条件下如心肌不均质时，其核心又可再次游走。这样自旋波在稳定和不稳定之间可互相转换，表现为单型与多型心律失常之间的转换，如房扑和房颤的相互转换。

（四）与房颤发生有关的因素

1.心房体积与病变

心房体积的大小和房颤的诱发与持续有关。心房负荷增加心房扩大、急慢性损伤窦房结或结间束（心肌）纤维化均与房颤的形成有关，有心衰发生时房颤不易控制。

2.兴奋波的波长

兴奋波的波长等于兴奋的传导速度和心肌有效不应期的乘积。因此传导减慢和不应期缩短均可使兴奋的波长缩短。兴奋的波长决定了心房肌内能够产生的游走小波的数量，波长越短产生的小波越多，从而使得心律失常越容易产生和持续。在大实验中已证实用药物或刺激的办法延长心房内传导或缩短不应期可诱发房颤。

3.心肌的非均一性和各向异性结构

正常的心肌存在着结构和电生理的各向异性（anisotropy）。结构的各向异性是指心肌纤维空间排列不同。电生理的各向异性是指兴奋在心肌纤维内，传导速度以及心肌电容和电阻的各向异性。心房肌纤维细长，呈纵行排列，激动沿纤维长径传导速度快，但激动强度随传导距离增加而逐渐减弱；沿横径传导速度慢，但强度大（传播的保险系数大），当在长径方向传导阻滞时仍可从横径缓慢传播，如返回时长径已能接受激动即可形成折返。

4.自主神经影响

迷走神经与交感神经在一些房颤的发作中起重要作用，形成迷走神经与交感神经介导的两种不同类型的阵发性房颤。心肌电活动的稳定性有赖于迷走神经和交感神经活动的平衡，二者任何一方活动度增强都可引起心律失常。

5.年龄因素

随着年龄的增长，窦房结发生退行性变，容易发生房颤。

二、病理生理

慢性房颤的心房有功能的组织被纤维所替代，窦房结和结间束可有损坏，窦房结可有栓塞。房颤发作以后左右心房会逐渐扩大，半数病人会有左房内压力升高，如果窦性心律得到恢复，此压力可降低，心房也会缩小，其原因是房颤时心脏顺应性减退，心室舒张时间缩短，促使心房内压力增加所致。房颤对血流动力学有很大影响，房颤发作时仅有频率极快且无规律的电活动，失去了心房正常的机械功能。房颤时，心房的贮备功能及主动收缩的动力功能丧失，仅保留了其导管功能，血液只是在心室舒张时被动地吸进心室，心率增快，充盈时间缩短，心输出量减少。当心室率≥140次/分，心输出量明显减少，使血压下降，诱发或加重心衰。房颤也会通过快速与不整的心室率影响心功能，长期影响可产生心肌病。

　　房颤可导致血栓的形成与栓塞发生。远在150多年前，Vinchow 即提出血管壁、血流和血液成分的异常是血栓形成的三要素。心房颤动时心房有效收缩功能丧失，血液在心房内流速减慢，甚至瘀滞，有利于血栓的形成。有研究证实房颤本身可导致血小板激活，从而促成血栓形成。血栓多附于心耳、心房，栓子脱落可造成栓塞，是老年房颤患者预后的重要并发症，成为影响老年房颤患者预后的重要因素之一。

三、心电图诊断

　　（1）P 波消失，代之以振幅形态节律不一的 f 波；频率 350～600 次/分，f 波可以相当明显类似不纯房扑；也可以纤细而难以辨认。

　　心房纤颤心电图如图 5-1 所示。

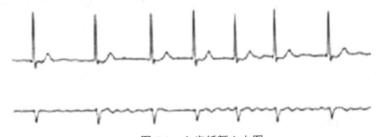

图 5-1　心房纤颤心电图

　　（2）R-R 间距绝对不规则：在老年人，一般有病理和生理传导性异常，有时可与其他类型的心律失常并存，如期前收缩、阵发性室上性或室性心动过速，以及各种房室传导阻滞等，而使心电图表现不典型。

（3）QRS 波群形态和时间大致正常：当有 QRS 波群增宽畸形，可预示为室内差异性传导，多呈右束支传导阻滞，其后多呈代偿间歇不完全。

（4）QRS 波群间隔不规则：此时心室率增快时，心室律的不规则程度可能有相应的缩小，心室率一旦达到 100～120 次/分，即称为快速性心房纤颤，应注意将其与阵发性心动过速加以区分。

（5）心房纤颤时常合并室内差异性传导和室性过早搏动：临床上对于这两种情况比较难以区分（表 5-1）。

表 5-1　合并室内差异传导或室性早搏的心房纤颤的鉴别诊断

鉴别项目	合并室内差异传导	合并室性早搏
心室率	在心室率较快时出现	在心室率较慢时出现
部位	多出现在较长的 R-R 间期之后	无规则
联律	与心动周期无固定距离	多有固定的联律间距
起始向量	与正常 QRS 波群相同	与正常 QRS 波群可能不一样
形态	呈右束支阻滞图形，V_1 多为 rsR′型	多为双向型，如 qR、RS、R 型
代偿间歇	无代偿间歇	多存在代偿间歇
洋地黄应用	未用抑或用量不足	可能使用过量

①如果患者心电图 R-R 间期大于 1.5s 时，尚要考虑心房纤颤是不合并二度房室传导阻滞的。

②如果心房纤颤患者 R-R 规则且慢，尚要考虑伴有非阵发性房室交界区性心动过速和完全房室分离，此时心室率在 60 次/分以上；又如房颤伴有完全性房室传导阻滞，其心室率多在 40～60 次/分。

目前，临床发现的心房纤颤，凡 F 波振幅大于 0.1mV 时为粗颤，小于 0.1mV 时为细颤，后者有时较难辨认。粗颤多见于风心病、甲状腺功能亢进，以及为新近发生的心房纤颤，适用药物和电复律治疗，且复律后复发率低。细颤多见于冠心病和病程久治不好的慢性心房纤颤，使用药物治疗或电转难以复转或维持。

四、治疗

房颤老年患者发病率高，危险性大，严重威胁他们的健康，同时，老年人有其特殊的病理、生理，所以积极治疗老年房颤是至关重要的。心脏病特别是风湿性心脏病二尖瓣狭窄者易发生卒中，这些病人如未经治疗，每年栓塞发生率超过60%。恢复窦性心律后可减少栓塞等严重并发症，同时改善病人的血流动力学，因此，尽早房颤复律有重要临床意义：①预防心房的电重构；②预防心动过速性心肌病；③减少房颤时和房颤复律后心房顿抑导致的心房内血栓形成，以及减少栓塞的发生。

（一）治疗房颤的目的

①将房颤转复为窦性心律；②预防房颤复发；③控制心室率；④预防血栓栓塞；⑤减少病残率，提高病人生活质量，延长生命。

（二）病因治疗

房颤的病因治疗至关重要，积极治疗原发性心脏病才容易使房颤转复为窦性心律，并使之转复后长期维持，即使不能治愈病因，能解除血流动力学异常也很重要。在缺血性心脏病、高血压性心脏病、心肌病等所致房颤者，当心肌缺血改善、心衰纠正、血压控制良好的情况下，房颤转复的机会增加，并能长时间维持窦性心律。风湿性心脏病二尖瓣狭窄合并房颤患者，施行手术去除病因后，许多患者能在复律后长期维持窦性心律。

（三）西药治疗

包括药物复律控制心室率及抗凝。药物复律的适应证：①持续性房颤小于半年，或经超声检查证实心房内无血栓；对于阵发性房颤病人，在房颤发作或发作间歇期均可以治疗。②电复律后用药物维持窦性心律。

1.药物复律

（1）奎尼丁：ⅠA类药物，减慢心房内传导速度，延长动作电位时程，加快房室传导，并有抑制迷走神经、加快心率的作用，是最早用于复律的药物。用法：先口服 0.1g，若无过敏反应，第 2 天开始加量，常用剂量为 0.6～2.0g/d。复律成功率为 40%～80%，维持量为 0.6g/d。其副作用：皮疹、发热、腹痛、腹泻严重者可导致尖端扭转性室速，发生晕厥，因此在复律期间，应进行心电监护。注意：QRS 波宽度和 QT 间期如 QTc 超过 0.50s，则停药。

（2）氟卡尼：ⅠC 类药物，减慢心肌内传导，对不应期的影响较小，有抗迷走作用。该药对有病变心脏的传导抑制作用明显，易致新的心律失常，心脏严重受损者不宜选用此药。口服用法：200mg，2/d，或静脉注射 1～2mg/（kg·d）。

（3）普罗帕酮：ⅠC 类抗心律失常药，致心律失常的副作用少于同类药物，目前仍被广泛使用。用法：口服 150～300mg，3/d，静脉注射 2mg/kg 或每次 70mg。

（4）胺碘酮：Ⅲ类抗心律失常药。延长动作电位时程，延长心房有效不应期，从而消除房颤，为目前治疗房颤较好的药物之一。该药半衰期长，发挥作用很慢，可长期服用。该药对心肌的抑制作用很轻，复律效果好，转复率可达 70% 以上，合并心功能不全时也可应用。其优点：①抗心肌缺血；②抗心律失常；③预防猝死；④延长寿命。过去认为此药易致尖端扭转性室速，但经过大量研究证实其致心律失常的副作用少，甚至当 QT 间期延长超过 0.60s 时致尖端扭转性室速的发生率也只有 17%。用法：口服，第 1 周 0.2g，3/d，第 2 周减为 0.2g，2/d，以后改为维持量 0.2g，1/d。服药第 1 周时需每天监测心电图，注意 QT 间期变化，第 2 周可隔日监测心电图，第 3 周以后可每周做 2 次心电图，当 QT 间期为 0.45s 时，为发挥作用，QT 间期长于 0.50s 慎用此药。静脉剂量为每日 600mg。

对老年患者胺碘酮有许多优点。由于该药作用时间持续几天，即使患者忘记服药或每次剂量达不到等都不重要，通常不引起也不加重传导障碍。用药期间注意甲状腺功能减退、窦性心动过缓等，一般少见肺纤维化。本药与地高辛合用时有协同作用，应注意减量。

2.控制心率

对于已不适合药物转复或药物及电复律转复失败的老年患者，治疗目的是控制心室率。

（1）洋地黄：对于有明显症状或伴有血流动力学变化的快速房颤，应及时控制心室率。洋地黄是最常用于减慢心率的药物。①毛花苷C（西地兰）：用于急性房颤。常用方法：0.2～0.4mg溶于5％葡萄糖20mL中，缓慢静注至心室率满意程度，半小时后酌情重复上述剂量。毛花苷C有加速旁道传导功能的作用，对于预激综合征伴房颤要慎用。②地高辛：该药是目前控制心室率最常用的药物，适用于慢性房颤。控制心室率用法：一般为0.125～0.25mg/d，一次口服。地高辛的作用机制：通过迷走神经作用于房室结，从而减慢房室传导，降低心室率。

（2）β-受体阻滞剂：此药也常用于减慢房颤病人的心室率，主要用于增强运动时房颤心室率的控制，对静息时的心室率也有控制作用，并可使心室律相对规则，可与地高辛合用。其作用机制为：直接抑制房室传导，常用药为美托洛尔（倍他乐克）、阿替洛尔。

（3）钙拮抗药：主要指非二氢吡啶类钙拮抗药，如维拉帕米、地尔硫草（硫氮唑酮），可延长房室结不应期，减慢房室结传导速度，可减慢安静及运动时房颤的心室率；特别是当病人合并有支气管炎、支气管哮喘时，宜首先采用维拉帕米（异搏定），5～10mg缓慢静脉滴注，口服40～120mg/d，分3次口服；地尔硫草主要为口服用药30～60mg，3/d。

（4）胺碘酮：因其具有预防猝死及延长寿命的作用，可以作为控制心室率药物之一，临床上应用疗效佳。

选择方案：对于不同病因引起的房颤，可以考虑相应的控制室率的药物。①冠心病伴房颤：硝酸异山梨酯（异舒吉）（10～30mg）+复方丹参（40～60mL）+强极化液（10％葡萄糖500mL、胰岛素8U、10％氯化钾15mL、25％硫酸镁20mL）+胺碘酮（或β-受体阻滞剂）+阿司匹林。胺碘酮用法如前已述。阿司匹林75～150mg，1/d，早8时口服，最大剂量300mg/d。②高血压伴房颤时降压治疗，同时可选用地尔硫草或维拉帕米。③心衰伴房颤时纠正心衰，同时可选用地高辛或胺碘酮。④甲状腺功能亢进伴房颤时，可选用非选择性的β受体阻滞药、普萘洛尔等。

当一种药物不能满意控制心室率时可以两种合用。如胺碘酮与地高辛合用或地高辛与美托洛尔合用。理想的心室率控制目标为60～80次/分，轻度活动不超过 90 次/分。

3. 预防房颤的复发

即复律后窦性心律的维持。无论是药物复律还是电转复窦性心律后，都需要药物来维持窦性心律，如不维持，1 年内房颤的复发率叫达 70%～75%。一般来说所有用于复律的药物均可用作预防房颤的复发。在选用抗心律失常药预防房颤复发时，应注意病人的年龄（>60 岁），基础心脏病类型病变程度房颤持续的时间（≥3～6 个月），心功能（Ⅲ级以上）等，以便更好地掌握药物的选择及剂量。

（四）中药治疗

人参是强补类中药，能补元气，常用于老年衰弱、心脏病、神经衰弱等慢性疾病的辅助治疗。

人参中含多种人参甙，对神经、心血管系统有兴奋作用。人参适量食用能促使心脏收缩力加强，大剂量食用对神经系统有兴奋作用，反而会抑制心脏收缩力。1 次服用超过 30g，可能诱发心房纤颤。

服用人参一定要掌握好剂量，一般常用量是 3～9g，如果体质虚弱或虚脱时，可用到 15～30g。人参用量过大可引起明显副作用，严重者还会造成死亡，即常说的"人参可以杀人"。药理及临床研究表明，人参中毒量为 60～90g，一般病人 1 次用量不应超过 10g。

人参中毒主要表现有：头痛、口渴、烦躁不安、不能入睡、心悸气喘，甚至面色苍白、口唇发绀、抽搐、呼吸抑制等现象。病人一旦出现以上症状时，应当立即停服。

（五）非药物治疗

（1）同步直流电复律：是借助电除颤复律器，使房颤转复为窦性心律。其原理是瞬间内给予心脏以强大电能使心房肌细胞在短时间内同时除极，消除颤动波，从而重建窦性心律。采用同步电复律装置，以 R 波触发复律器放电为体外及体内复律。优点：安全、迅速，成功率高。电复律成功后血流动力学明显改善，心脏射血分数明显增加，病人症状减轻，生活质量改善。适应证：①房颤病史短，半年内效果好，最多不超过1年；②应用抗心律失常药但室率控制不佳者；③左房内径≤45mm，心胸比例<0.55；④风湿性二尖瓣狭窄的房颤，矫正术后，仍有房颤者；⑤甲亢症状已控制的房颤；⑥冠心病高血压引起的房颤。电转复前需常规使用抗心律失常药，使体内维持一定的血药浓度，预防复律后房颤的复发，同时提高转复的成功率。复律前对病人进行麻醉，使病人安静，以减少病人不适感。复律过程中，应给予心电血压及呼吸监护，并准备好抢救设备及药品除颤，能量一般为100~150J，个别达200~300J。并发症少见，偶有栓塞的报道，发生率为1%~2%，故有些学者认为转复前宜抗凝治疗。体内电复律临床应用较少，是指将电极置于心房内或者食道内进行电复律，有效率为73%~100%。

（2）射频消融治疗：射频消融主要应用于抗心律失常药物失效，或有明显症状的阵发性房颤患者及心室率不易控制的持续房颤患者。最早采用的是房室结消融术，造成永久性完全性房室传导阻滞，然后配合起搏治疗，改善病人症状和血流动力学效应。近年来，开展改良术即为选择性消融房室结慢径，改良房室结的传导，减慢房颤的心室率，多数病人术后可不需永久起搏治疗。

（3）外科治疗：主要包括希氏束离断术、"走廊术"及"迷宫术"。目前临床普遍采用"迷宫术"，其主要机理是在一系列切口之间引导心房同时激动以消除房颤，即通过一系列切口打断常见的折返环，建立一条特殊的传导通路使心房电活动同步，该手术既保留了窦房结至房室结的"走廊"，又使窦房结的冲动能传导到各心房肌组织，使心房肌能收缩一致。

（4）起搏治疗：临床上对于一些慢性房颤病人，特别是老年房颤病人应用起搏器治疗已成为一种手段。有些还合并有快速室性心律失常的病人，如植入心脏起搏器（VVI或VVIR型），可弥补心室率慢及房颤心室律不规则导致的心室充盈不足，有助于改善心脏功能并为使用抗心律失常药提供条件。

（六）抗凝治疗预防栓塞

房颤合并血栓栓塞老年病人的年发病率达5%，为非房颤病人的6倍。房颤时心房失去了有效的收缩，血液在心房内淤滞有利于血栓的形成。血栓脱落后可随血流移动导致全身不同部位的栓塞。因此许多学者主张积极予以抗凝治疗。目前用药主要为：

（1）阿司匹林：为血小板聚集抑制剂，该药乙酰基与环氧化酶结合抑制花生四烯酸变成前列腺素 H2 和 G2，使血小板不产生 TXA2，降低血小板集聚度。一般以小剂量为宜，75～150mg/d，最大可应用 300mg/d。主张早 8 时服用此药为最佳治疗时间窗。

（2）华法林：为香豆素类口服抗凝血药，该药阻碍维生素 K 的代谢，致使维生素 K 缺乏，依赖于维生素 K 的凝血因子Ⅱ、Ⅶ、Ⅸ、Ⅹ合成减少，从而达到较好的抗凝作用。口服华法林一般 2～7d 出现抗凝活性，停药后还可持续 2～5d。华法林副作用：皮疹、胃肠道反应，最严重者致大出血，年发生率为 2%～4%。

（七）原发性高血压病人出现心房纤颤的治疗

心房纤颤对病人的危害性有 3 条：①感觉心慌、不适；②影响心脏排血功能；③容易发生血栓栓塞的并发症，特别是脑梗死。

原发性高血压病人发生心房纤颤后，除了控制血压外，对心房纤颤的治疗原则如下：

（1）排除病态窦房结综合征后使用抗心律失常药（如普罗帕酮、奎尼丁、胺碘酮）防止心房纤颤复发。

（2）如药物难以控制其复发，或房颤已成为持久性，即使复律后也难以维持正常心律时，不要再勉强使用抗心律失常药，而应使用β受体阻滞药、洋地黄或钙拮抗药维拉帕米等控制心房纤颤发作时的心室率。选用何药为宜，应视病人的心功能及反应情况而定。

（3）国外一系列临床试验已证明，阿司匹林每日口服 0.3g 左右或抗凝血药华法林对减少这类房颤病人的缺血性脑卒中发生率有明显效果。根据我国的条件，以口服阿司匹林较为实用，华法林对国人在这方面的疗效尚需进行验证，而且使用该药物过程中需要定期进行血液凝固与出血指标的化验，在农村地区难以做到。

五、治疗原则

心房纤颤对病人会产生什么危害呢？归纳起来有两个方面：一是造成心跳频率过快，加重心脏负担，诱发心功能减退，同时也影响心脏正常排血功能，降低身体各脏器的血液供应，久之引起病变；二是造成心房收缩紊乱，易在心房壁上产生"附壁血栓"，即血凝块。新鲜的血栓黏附不牢固，易脱落，血栓随血流移动，可堵塞血管，导致脑、肾、脾、肠、肢体的缺血，引起坏死。

鉴于心房纤颤能够产生诸多不良后果，所以需加以预防和治疗。在医疗工作中发现，有些病人对心房纤颤采取漠不关心的态度，长期不求医，听其自然；但也有些病人，迫切要求医生给予纠正。上述两种做法，都表明其对于心房纤颤的认识不够。那么，怎样正确对待心房纤颤呢？治疗原则有以下几点：

（1）尽量寻找引起心房纤颤的基本病因并加以治疗，如纠正心脏瓣膜病变，纠正低血压，改善心脏功能、心肌缺血，控制甲状腺功能亢进等；

（2）如心力衰竭与心房纤颤并存，采用洋地黄类强心药，可达到"一箭双雕"之效（既可减缓心率，又可加强心肌的收缩）；

（3）对原因不明、偶发的短暂心房纤颤，可不必急于治疗，但对病情要给予密切观察；

（4）对心功能较好、心脏无明显扩大、心房纤颤近期发生者，可由医生采用直流电电击转复，然后配合药物治疗；

（5）对不宜采用直流电转复，而心率又偏快者，不论心功能是否有变化，都可采用注射或口服洋地黄类药物治疗，目的是降低心脏搏动的频率；

（6）若心房纤颤发生时间较久，或虽直流电转复一度成功，但于短期内又复发，或心脏搏动的频率并不快者，不必再采用特殊措施治疗；

（7）对于突然发生的心房纤颤，一般可给予静脉注射洋地黄类药物，如毛花苷C；

（8）对因心房纤颤导致脏器栓塞的患者，应给予长期抗凝血药治疗，以防止栓塞的再次发生。

总之，心房纤颤虽为常见的心律失常，但在治疗上却需因人而异。病人应积极配合医生，采取适当的方法进行治疗，不可强求一致。

六、预后预防

偶尔短暂发作又无明显不适者预后良好，亦不需治疗持久房颤，心率较快、心脏基础较差如急性心肌梗死（AMI）或并发难治性心衰者则预后较差。

老年人房颤与房扑绝大多数发生于冠心病、高血压性心脏病、肺心病、低血钾、急性肺部感染或洋地黄中毒等，因此应首先查清病因，积极进行病因治疗，一般在房颤或房扑发作前，先出现频繁房早，应予以积极治疗以防发展为房颤或房扑，对于反复频繁发作者可用抗心律失常药，以最小剂量予以长期维持防止复发。

第六章　交界性心律失常

交界性异位搏动：搏动的 P 波是与窦性 P 波相反的 P'波，位于 QRS 波前或后，前部的 P-R 间期<0.12s，QRS 波基本正常。

第一节　交界性停搏

窦性停搏、心房停搏，交界区起搏点不能如期发放激动，交界性逸搏和交界性逸搏心律消失，称为交界性停搏。

一、发生机制

交界区起搏点丧失起搏功能，产生交界性停搏。

二、心电图表现

心室长间歇后不出现交界性逸搏或交界性逸搏心律，而出现室性逸搏心律。交界性逸搏心律的频率逐渐减慢，最终消失。

三、临床意义

房室交界区是心脏第三级起搏点，具有自律性稳定、节律匀齐、维持循环可靠等优点。一旦丧失起搏功能，预后较严重，应植入起搏器。

第二节　过缓的交界性逸搏及过缓的交界性逸搏心律

一、交界性逸搏

在心室长间歇后，延迟出现交界性搏动，称过缓的交界性逸搏动；连续 3 次以上过缓的交界性逸搏，称过缓的交界性逸搏心律。

1.发生机制

心脏各起搏点均受到抑制时或在房室传导阻滞时，引起的心室长间歇，虽有交界性搏动发生，但其自律性显著降低，形成频率缓慢的交界性逸搏或过缓的交界性逸搏心律。

由于窦房结的激动暂停或其功能低下时，而不能按时向下传导至房室结时，被迫使心肌潜在的房室交界区起搏点发生了激动，并且下传到心室，出现交界性逸搏，同时还可向上传导到心房，激动心房而产生逆行性 P 波。其实发生交界性逸搏是一种生理性保护现象，而绝非一种病理性改变。在临床上房室交界性逸搏多见于窦性心动过缓、窦性停搏、窦性心律不齐、心室律过缓、二度房室传导阻滞，以及过早搏动之后的间歇过长所致。交界区起搏点自律性强度可突然轻度增高形成所谓"加速交界性逸搏或加速的交界性逸搏心律"。

2.心电图表现

①于较长时间的窦性搏动间歇之后，出现了 QRS 波群，其形态与窦性搏动相差无几，不容易区分。②在 QRS 波群前、后无 P 波或有逆行性 P 波，即 Ⅱ、Ⅲ、aVF 导联 P 波倒置，avR 导联 P 波直立。③P-R 间期小于 0.10s，R-P 间期小于 0.12s。加速性交界性逸搏心律心电图特点为：提早的 P'-QRS 波群为交界性的；联律间期为 0.60～1.0s。

3.房室结性逸搏的鉴别诊断

（1）与交界性过早搏动的鉴别：显然房室结性逸搏要在一个较长的间歇

后发生，而交界性过早搏动则是一个提早出现的早搏。过早搏动后2个R-R间期恰好是正常R-R间期的倍数；然而，交界性逸搏前，后2个R波的R-R间期正常，R-R间期呈现为倍数关系。

（2）与完全性房室传导阻滞鉴别：如果病人发生干扰性房室脱节时，还需要与完全性房室传导阻滞加以鉴别，鉴于逸搏是生理现象，非阻滞的病理现象，在干扰性房室脱节时心室率多于心房率，在完全性房室传导阻滞时，心房率多于心室率。

二、房室交界性逸搏心律

1.发生机制

当窦房结下传不及时而失去了对心室产生的控制之后，经常可以由房室交界区发放激动来控制心脏的搏动，连续3次逸搏，并形成了房室交界性心律。主要因为窦房结起搏点自律性强度降低，交界区起搏点已脱离窦房结的抑制后而以自身固有的节律和速率发放一系列激动所为。因而，它被称作是一种连续有规律的房室交界性逸搏。在临床上以急性感染、冠心病、心肌病、风湿性心肌炎、洋地黄或奎尼丁中毒的病人多见，有时还见于实施麻醉和心脏插管过程中。起搏点位置显然可能在A-N区、N区、N-H区或希氏束内。

2.主要心电图特征

①心律缓慢而匀齐，40～60次/分，呈现室上性的QRS波群，比较规整。②在QRS波群之前、后无P波，抑或仅见逆行性P波。③P'-R间期可缩短至0.02～0.10s。④R-P间期小于0.20s。

3.心电图分析

（1）在交界区的激动向上逆传的速度比较快，以致使激动先传递到心房后又下传至心室，P'波可出现在QRS波群前面，P'-R间期缩短为0.02～0.10s。此时的激动正处在房室交界区，所以导致P'波为逆行的，即在Ⅱ、Ⅲ、aVF导联倒置、在avR导联呈直立。

（2）一旦交界区激动发生逆行上传与向下顺传的速度相等时，以致激动同时传导抵至心房和心室，使得P'波隐埋于QRS波群之中，P'-R间期等于0。

（3）如果交界区激动逆传上传速度较慢而向下传导较快，使心室先发生激动再向后传于心房，致 P'波、P'-R 间期变成 R- P'间期，时限为 0.10～0.20s。

4.双重交界性逸搏心律

这是指房室交界区上部与下部同时存在的两个起搏点，各白按白身节律和速度使激动发放，控制着交界区的心房或交界区下部的心室，形成所谓"双重交界性逸搏心律"，心电图表现 P'波与交界性 QRS 波群无关，两者的频率均在 40～60 次/分。

5.交界性心律的鉴别诊断

（1）与心室性节律鉴别：交界性心律合并束支传导阻滞时，其 QRS 波群也可呈现束支传导图形，应给予的以下鉴别是：①如果出现心室夺获时，夺获的 QRS 波群与交界性心律相一致，此时的主导心律为交界性心律；②如果心室夺获时，夺获的 QRS 波群呈现正常形态，此时的主导心律为心室自搏心律。

（2）与 I 度房室传导阻滞鉴别：在 I 度房室传导阻滞时，其 QRS-T 波出现比较晚，能使第 2 个 P 波隐埋于 QRS-T 波之中，酷似交界性心律，每当按压颈动脉窦或使用抗胆碱能药物时，可使窦性心律减慢，致 P 波出现，可以此鉴别。

三、冠状窦性心律

（1）产生机制：一旦激动从冠状静脉窦附近的异位起搏点发出。因冠状窦置于右心房下部靠近房室结，心房除极的方向与窦性激动相反，则是由 P 向上，使 P 波方向与窦性相反；再者如果激动一旦从房室结发出，就可产生逆行性 P 波。通常已认为，所谓"冠状窦性心律"其实是一种交界性心律合并有向下传导的 I 度房室阻滞，以洋地黄中毒、风湿性心肌炎患者多见。

（2）心电图特征：①P' I 导联 P 波直立、罕见为双向， I、III、aVF 导联倒置、avR 导联直立。②P-R 间期大于 0.12s。③QRS 波群均为室上型形态，尚未增宽。

（3）冠状窦性心律的鉴别诊断：见表 6-1。

表 6-1　常见的不同心电图特点

项目	左房心律	冠状窦性心律	交界性心律
P 波	P'在 V₅、V₆ 倒置 aVL 直立	P'在 V₅、V₆ 直立，在 I 直立或双向，在 II、III、aVF 倒置，avR 直立	P'在 II、III、aVF 倒置，avR 直立
P-R 间期	出现轻度延长	＞0.12s	＜0.12s
QRS 波群	正常室上型图形	室上型图形	室上型图形

四、反复搏动心律

过去曾将其称为反复心律，指的是激动在房室结内连续折返引起 3 次或 3 次以上的反复搏动，其频率大于每分钟 100 次，常按照部位不同分成窦性、房性、交界性与室性 4 种类型。如果出现漏搏时称为完全性的，如果无房室漏搏时称为不完全性的。共同的发生机制是一种大折返现象，其部位发生在房室结内。

1.产生机制

反复搏动的形成常需要有以下 3 个条件：①房室交界区单向传导阻滞的轻重程度不一；②房/交界区不应期长短不一；③存在有适当延长的折返途径，造成了不应期或传导阻滞有充足的时间能得到应激性的恢复。

2.心电图特征

（1）在 2 个 QRS 波群之间夹有一个逆行性 P 波，第 1 个 QRS 波群多是房室结性的，罕见为室性型的波形；

（2）P-R 间期大于 0.12s；

（3）多见 R-R 间期小于 0.50s。

如果发生激动起源心室的反复搏动，可能出现以下心电图改变：室性过早搏动引起 1 个宽大畸形 QRS 波群。其激动又折返向上逆行传导至心房，此时激动引起 1 个逆行性 P 波，随后激动又从房室交界区返回心室，引起 1 个室上性的 QRS 波群，心电图表现有宽大畸形的室性过早搏动，随之出现 1 个逆行性 P 波后，又发生 1 个室上性的 QRS 波群，即所谓的室性过早搏动-逆行 P 波-室上性的 QRS 波群。在植入心脏起搏器时，由 VVI 起搏方式诱发的室性反复搏动比较常见，有时形成室性反复搏动二联律。

五、加速的交界性逸搏心律

加速性交界性逸搏是介于交界性逸搏与交界性早搏之间的一种主动性交界性心律失常，连续 3 次或 3 次以上的加速的交界性逸搏称加速的交界性心律。

（一）发生机制

交界区起搏点自律性轻度增高，超过了窦房结或心房的自律性，暂时或持续地控制了心脏的活动，形成加速的交界性逸搏或加速的交界性心律。

（二）心电图特征

1.加速的交界性逸搏

①过早发生的交界性 P'QRS-T 波群，逸搏间期 0.6～1.0s；②多伴有完全代偿间歇。

2.加速的交界性心律

①交界性搏动连续 3 次或 3 次以上，节律多匀齐；②交界性频率在 61～100 次/分；③与窦性心律竞争时，可形成干扰性房室脱节。

第三节　快速的交界性心律失常

一、交界性早搏

起源于交界区的早搏，称为交界性早搏。

（一）发生机制

交界性起搏点自律性增高或交界区内激动折返形成。一般认为交界区激动不常逆行传入心房，更少传入窦房结，故窦房结本身自律往往保持不变。当逆向传导至心房而快于下传至心室时，QRS 波群前出现逆行 P'波，P'-R 间期小于 0.12s。

（二）心电图特征

（1）过早搏动的 QRS 波群形态与窦性下传引起的 QRS 波群形态基本相同，但由于可能伴有室内差异性传导而有所变化。

（2）交界性 P 波可以有以下 4 种表现：①P 波出现在 QRS 群之前，呈逆行性 P 波，其 P-R 间期小于 0.12s；②QRS 波群前、后均无 P 波；③逆行性 P 波出现在 QRS 波群之后；④不存在逆行的结性 P 波，但可于交界性早搏的 QRS 波群前、后出现窦性 P 波。

（3）占有大部分的交界性过早搏动，其代偿间歇都是完全的。但少数病人窦性心律慢、早搏出现过早，一旦打乱了窦房结本身的节律，也将发现"代偿间歇不完全"。

鉴于交界性过早搏动的异位激动起自房室结，经由房室系统向下传导至心室，因而，此时心室除极仍呈现有与窦性心律 QRS 波群相同的正常窦性激动 QRS 波群。从交界区发出的异位激动，尚可同时向心房和心室两个方向传导，产生提前出现的逆行性 P 波和 QRS 波群。此时如不逆传至心房，仅下传到心室，而只表现有提前出现的 QRS 波群并无逆行性 P 波；如交界性激动只控制着心室，窦房结仍控制着心室时，而于交界性的 QRS 波前后依然保留窦性 P 波。现已以为，在交界性过早搏动后之所以可能出现"代偿间歇完全"，大多数是由于交界区激动未能逆行传入窦房结，却于窦房结周围的边接组织内与窦性激动发生了干扰。如果交界性激动可传入窦房结，产生抑制作用后则出现"代偿间歇不完全"。

如果激动先上传至心房后而又下传抵心室，使其逆行的 P 波出现在 QRS 波之前，但 P'-R 间期小于 0.11s，在交界性早搏二联心律时，激动同时抵达心房和心室，也可使逆行的 P 波与 R 波产生重叠，而 P'-R 间期等于零。

二、交界性心动过速

连续出现 3 次或 3 次以上交界性早搏，称交界性心动过速。

（一）发生机制

（1）房室交界区起搏点自律性增高，引起自律性交界性心动过速。

（2）房室结内存在折返环路，激动沿环路折返形成房室结折返性心动过速。

（二）心电图特征

1.自律性交界性心动过速

（1）交界性早搏连续 3 次或 3 次以上；

（2）频率 100～160 次/分；

（3）心动过速开始有频率逐渐加快的温醒现象；

（4）刺激迷走神经或期前刺激不能使心动过速终止。

2.房室结内折返性心动过速

房室结内存在着快径路和慢径路，快径路传导快而不应期长，慢径路传导慢而不应期短，按折返途径可分为 3 型。

（1）慢-快型交界性心动过速常见：激动从慢径路下传心室，快径路逆传心房。①心动过速的频率 160～250 次/分；②心动过速常由房性早搏诱发，

P'-R 间期延长；③心动过速发作时，P'多位于 QRS 波之中（心房心室几乎同时除极）而无法辨认，若 P'波位于 QRS 之后，则 R-P 小于 0.08s，R-P 小于 P-R；④QRS 波群多数正常，偶呈功能性束支阻滞；⑤刺激迷走神经或期前刺激可使心动过速终止；⑥可伴有房室传导阻滞。

（2）快-慢型交界性心动过速较少见：激动从快径路下传心室，慢径路逆传心房。①心动过速的频率在 100～150 次/分；②心动过速无需早搏诱发，心率轻度增快即可诱发心动过速；③P'波固定于 QRS 之前，P'-R 小于 R-P'；④心动过速的 QRS 波与窦性的 QRS 波相同；⑤心动过速可被期前刺激或早搏终止。

（3）慢-慢型交界性心动过速很少见：P'位于在 R-R 间期之中，R-P 与 P-R 间期大致相等。

三、阵发性室上性心动过速

起源于希氏束分叉以上部位，但不能区分起源于心房或交界区，不能确定是折返性还是自律性增高引起的心动过速，称阵发性室上性心动过速。包括：①窦房折返性心动过速；②自律性房性心动过速；③心房内折返性心动过速；④房室结折返性心动过速；⑤房室折返性心动过速；⑥自律性交界性心动过速；⑦1∶1 下传的心房扑动。

四、双重性交界性心动过速

两个起搏点分别位于交界区的上部与下部，而交界区又存在着一个双平面阻滞区，上部起搏点的激动只能逆传心房不能下传心室，下部起搏点只能下传心室不能逆传心房，产生双重性交界性心动过速。

（1）一系列规则的逆传 P'波与一系列规则的室上性 QRS 波群（频率＞100 次/分）两者频率不同。

（2）逆行 P'波与 QRS 波无关（完全性房室脱节）。

五、双重性室上性心动过速

阵发性房性心动过速合并阵发性室上性心动过速，发生干扰性房室脱节，心房由房性起搏点控制，心室由交界区起搏点控制，形成双重性室上性心动过速。

房性 P'-P'与交界性 R-R 都规则，频率都是在 100 次/分以上，两者频率不同。

慢-快型双重性室上性心动过速在临床上多见，如频繁发作，影响工作生活，行射频消融术成功率在 97% 左右。双重性心动过速（交界性或室上性）几乎均发生于器质性心脏病。

第七章　室性心律失常

室性心律失常包括心室停搏，过缓的室性逸搏与过缓的室性逸搏心律，室性逸搏与室性逸搏心律，加速性室性逸搏与加速的室性心律，室性早搏，室性心动过速，心室扑动及心室颤动等。

第一节　缓慢的室性心律失常

一、室性 QRS-T 波群基本特征

起源于希氏束分叉处以下部位心搏，称为室性 QRS-T 波群。其基本特征如下。

（1）室性 QRS 波群。

①心室肌性 QRS 波群宽大畸形：QRS 时间大于或等于 0.12s，振幅异常高大，切迹明显。

②分支性 QRS 波群：起源于一侧束支或分支，室性 QRS 波群呈现对侧束支阻滞及分支阻滞图形。

（2）室性逆行 P'波：位于室性 QRS 波群之后。

（3）室性融合波室性激动发出较晚，与窦性、房性、交界性或另一室性激动产生室性融合波。室性融合波的发生，证明宽 QRS 波群为室性。

二、室性 QRS 波群定位诊断

根据室性 QRS-T 波群特征推测起源部位，适应于室性逸搏与室性逸搏心律、加速的室性逸搏与加速的室性心律、室性早搏与室性心动过速等。

（1）QRS 起自室间隔：QRS 宽大畸形不明显，波形与窦性 QRS-T 大同小异。

（2）QRS 起自右束支：QRS 呈左束支阻滞图形，其前无相关的 P 波。

（3）QRS 起自左束支：QRS 呈右束支阻滞图形，其前无相关的 P 波。

（4）QRS 起自左前分支：QRS 呈右束支阻滞加左前分支阻滞图形，其前无 P 波。

（5）QRS 起自左后分支：QRS 呈右束支阻滞加左后分支阻滞图形，其前无相关的 P 波。

（6）QRS 起自右室室性：QRS 波群类似左束支阻滞图形。

①QRS 起自右室：流出道 II、III、aVF、V_4—V_6 的 QRS 主波向上，电轴正常或右偏，V_1 导联室性 QRS 主波向下；位于右室流出道的游离壁，I 呈 R 型，右前游离壁 V_1—V_3 的 QRS 主波向下；起自右中部游离壁，V_3 呈 RS 型，右后游离壁 V_2—V_3 呈 R 或 Rs 型；位于右室间隔部，电轴右偏，I 导联 QRS 主波向下；起自间隔部，V_1—V_3 主波向下，间隔中部 V_3 呈上下均等的双向波；起自右后间隔部，V_2—V_3 呈 R 或 Rs 型。

②起自右室心尖部，心电图表现为两种类型：A. I、aVL V_4—V_6 呈单向 R 波，II、III、aVF、V_1、V_2 呈 QS 或 rS 型，aVF 导联主波向下；B. I 呈单向 R 波，II、III、aVF、V_1—V_6 均呈 QS 或 rS 型。

（7）QRS 起自左室：室性 QRS 波群类似右束支阻滞图形，I、aVL、V_5、V_6 导联 QRS 主波向下，V_1 呈 qR、Rs、RR′ 及 R 型。

（8）QRS 起自心尖部：II、III、aVF、V_3—V_5 导联 QRS 主波向下，avR 导联主波向上。

（9）QRS 起自左室后壁：V_1—V_5 导联 QRS 主波向上。

（10）QRS 起自左室流出道：II、III、aVF、V_1—V_6 导联 QRS 主波向上，QRS 电轴正常或无明显右偏；起搏点位于瓣上，V_5、V_6 呈 Rs 型，位于瓣下呈 R 型。

三、心室停搏

室性起搏点暂时或永久性丧失起搏功能导致的心肌停搏，称为心室停搏。

（一）发生机制

窦房结、心房、交界区起搏点受抑制或停搏情况下或高度以上房室传导阻滞（房室阻滞时）心室不能及时发放激动，导致心室停搏。

（二）心电图特征

（1）窦性心律伴三度房室阻滞，QRS 波群消失。

（2）房性逸搏心律、房性心动过速、心房扑动或心房颤动合并三度房室阻滞，QRS 波群消失。

（3）室上性心律失常终止以后出现较长时间的心室长间歇，心室停搏是致病性心律失常，必须及时明确诊断，紧急心脏按压、人工呼吸或心室起搏。

四、过缓的室性逸搏

心室内起搏点被动地发放 1 次或 2 次激动所形成的缓慢的室性搏动，称为过缓的室性搏动。

（一）产生机制

室性起搏点自律性降低引起缓慢室性搏动。

（二）心电图特征

（1）延迟出现的 QRS 波群宽大畸形为室性。

（2）室性逸搏周期大于 3.0s。

出现过缓的室性逸搏，证明窦房结、心房与交界区起搏点均受到了抑制，或发生了 II 度以上房室阻滞，因室性逸搏周期较长，可引起头晕、记忆力减退等症状。

五、过缓的室性逸搏心律

过缓的室性逸搏连续 3 次或 3 次以上，称为过缓的室性逸搏心律。

（一）产生机制

室性起搏点自律性降低以后，发生的一系列频率缓慢的室性逸搏心律。

（二）心电图特征

（1）室性 QRS 连续 3 次或 3 次以上。

（2）心室率小于 20 次/分。

过缓的室性逸搏见于严重器质性心脏病，常为临终前心电图表现。

六、心室自搏心律

（一）产生机制

当窦房结及房室结均处于抑制状态时，而在房室束支抑或下部任何部位产生异位心室搏动，如果有 3 个以上的室性逸搏连续出现，就可能产生心室自搏心律。此时心室起搏点只能发放一系列缓慢激动，故产生了过缓的室性逸搏心律。在临床上常以完全性房室传导阻滞、高血钾、奎尼丁中毒病人居多。一旦出现就视为临终性心律，其预后险恶。

（二）心电图特征

（1）节律规整，心室缓慢，室性逸搏的频率多为 25～40 次/分。

（2）QRS 波群出现宽大畸形，时间大于 0.12s，其前面无 P 波。

（3）T 波与 QTS 波群主波方向相反。

（4）多为音源性过缓的逸搏心律，有时也可发现室性 QRS 形态在两种以上的多源性室性逸搏心律；同时可有 R-R 间期长短不一。

第二节　快速的室性心律失常

一、室性过早搏动

室性过早搏动，是指窦房结的激动在未到达心室之前，心室中包括室间隔的任何部位的异位节律点，发生了提前的激动，使之心室过早除极而产生的期前收缩。其心电图 QRS 波群畸形程度与其异位激动点位置和心肌状态有关，异位激动点距传导系统越远畸形越明显；与此相反，异位激动点靠近房室束，心电图上 QRS 波群更近似正常窦性 QRS 的形态。

（一）常见的室性过早搏动

1.主要的心电图特征

①有提前出现的 QRS 波群和 T 波，其前面无提前的异位 P 波；②早搏的 QRS 波群宽大畸形，时间大于 0.12s；③室性过早搏动后的代偿间歇完全；④T 波与 QRS 波群主波方向相反；⑤室性早搏与它前面的窦性搏动之间间期恒定。

2.心电图图形分析

（1）室性过早搏动出现：由于其激动起源于心室，所以过早搏动的 QRS 波群将无异位性 T 波；然而，如在舒张晚期出现的室性过早搏动，延迟到窦性 P 波业已出现时，该窦性 P 波与过早搏动的房性异位 P 波有所不同，即是不予提前出现，其形态与另外窦性 P 波一样。

（2）室性过早搏动发生：由于激动起源于心室不沿正常的房室传导系统传导，则是经心肌传导而使左右心室不能同时得到激动，而除极只限于心肌前、后的分次进行,故使所形成的QRS波群出现畸形,其增宽的时间大于0.12s；复极多从最先除极处起始，而致 T 波与 QRS 波群的主波方向相反。鉴于室性过早搏动的异位激动极不可能传入心房作用于窦房结，因而窦房结依然按照原有的节律发出激动，所以大多数病人都有一完全性的代偿间歇。

（3）如果室性过早搏动是来自两个以上的异位激动点，即称为多源性室性过早搏动，表现为各个导联上的 QRS 形态不一致，耦联间期亦不相等。临床上常见于有器质性心脏病的病人，同时也有利于评估心肌损害的范围。

（4）因为室性过早搏动的异位激动和窦性激动常在房室传导系统中相遇后发生干扰，于是窦性激动只可能控制心房，室性的异位激动则只控制心室。病人的心电图可表现为室性过早搏动的 QRS 波群的前、后有窦性 P 波。此外，如果室性过早搏动的异位激动向上逆行传导至心房，心电图有很大可能表现有Ⅱ、Ⅲ、aVF 导联早搏的 S-T 段上存在倒置的逆行性 P 波。

（二）插入性室性过早搏动

这是指插在正常窦性心律之间的一类室性过早搏动，即于两个窦性心搏节律间夹有一个室性异位搏动，此种室性早搏则无完全的代偿间歇，早年一度称其为额外收缩，大多发生在病人的窦性心律比较缓慢时，比如窦性心律减慢时，也可能有两室性早搏插入到两次窦性心律之间；于窦性心律增快时，也可出现两个插入性早搏取代一次窦性心律搏动；甚至有 3 个插入性早搏取代两次窦性心律搏动，但这一类情况比较严重，也极容易发生阵发性室性心动过速。

1.主要心电图特征

①插入性室性过早搏动位于两次正常的 R-R 间期之间；②有时插入性室性过早搏动后的 P-R 间期延长；③连续出现两个插入，将一定取代一次正常的窦性心律的 QRS 波群；④心电图的图形分析由于插入性室性过早搏动的后面尚无完全的代偿间歇，因而时常对于紧跟其后出现的窦性激动产生干扰；⑤延长其后窦性激动的 P-R 间期原因在于室性异位激动向上逆传至房室传导系统时，而产生了干扰作用，致使房室传导系统进入了不应期，于是影响到下一窦性激动在传导系统中的向下传导速度，对此，在心电图上很容易被误诊为交界性逸搏，抑或过早搏动后出现窦房结的抑制；⑥伴有其后的窦性激动产生室内差异传导，一旦心室处于过早搏动的异位激动造成的相对不应期时，如果窦性激动已经下传到心室，此时自窦房结来的激动于心室内可通过

已脱离不应期的心肌传导，而发生了室内传导性差异，致心电图的 QRS 波群畸形，并以右束支传导阻滞图形多见，对此应与多源性室性早搏加以鉴别。

2.诊断插入性早搏的要点

①插入性过早搏动，多为每隔一心动周期间插入一次，在临床中容易被误诊为成对出现的过早搏动；②有少数患者，插入性过早搏动也可连续插入，时常将其误诊为阵发性心动过速；③如果心室率成倍地减小或增加时，临床中极有可能被误诊成心房扑动。

（三）室性并行性心律

这种室性过早搏动患者的大部分都是由于器质性心脏病引起的。结合心电图检查明确诊断也是十分有意义的。

1.主要心电图表现

①有提前出现的 QRS 波群；②多数的过早搏动间期不恒定；③过早搏动相互间的距离相等，抑或呈现倍数关系，即以最大公约数作为异位节律频率周期；④时常发生室性融合波。这是由于窦性搏动和并行心律搏动两者同时激动心室，而产生了干扰，出现介于上述两者激动间的融合波。

2.心电图图形分析

在有并行心律室性过早搏动时，由于激动来自心室异位激动点，而全然与窦性激动无关，因而它与前一窦性激动的 QRS 波群的间距不恒定。鉴于心室的异位激动点有其自己的固定频率，所以室性过早搏动相互的间距相等，并与该异位节律点的搏动周期相等抑或呈现倍数关系。此外，还应当注意这一异位激动点所传出的激动能不能控制心室，这取决于心室肌在传出时是否已经全部地脱离了不应期。如果此时已脱离了不应期，即可出现过早搏动。

（四）室性过早搏动形态与联律名称

1.单源性室性早搏

①在同一导联上，室性过早搏动时的 QRS 波群形态一致，其过早搏动的间期也相同。这主要体现是由基本的节律激动折返而产生的单源性室性过早搏动。②在具备以上条件时，只可以有形态不一致的室性融合波；然而出现

过早搏动的间期不恒定，多因发生并行心律所致，出现过早搏动相互间的间距相等，抑或与一定间期呈倍数关系。③在同一导联上，QRS 波群形态一致，有间期不固定的室性过早搏动，也可以因主节律点的折返，传导于其径路中延缓的程度不一，产生单源性室性过早搏动。

2.多源性室性过早搏动

（1）室性过早搏动的 QRS 波群形态不一，过早搏动的间期也相互不等，产生了多源性室性过早搏动。

（2）室性过早搏动的 QRS 波群形态不一，过早搏动的间期相一致，被称为多源性过早搏动。比如在洋地黄中毒时，由主节律点激动折返所致，临床改变的意义相同，故归属于多源性过早搏动。

做出多源性室性过早搏动的诊断，通常应具备下列条件：①结合临床病人可有诸如大面积心肌梗死、显著低血钾、弥漫性心肌病变以及洋地黄中毒之类的严重心肌损害；②同一导联上，表现有多形性室性早搏，其间期互不相等。

3.有关于联律的命名分 3 种情况

（1）偶发的室性过早搏动，这表示室性过早搏动发生的机会极少，即出现的频率小于 4 次/分。

（2）频发的室性过早搏动，它是过早搏动的频率大于 5 次/分以上，严重时可呈二联律、三联律、四联律等情况。通常将过早搏动连续发生 3 次以上即认为是短阵性心动过速。

（3）室性融合波，这多见于室性过早搏动出现时间较晚，恰好落于窦性 P 波后面，正遇不应期冲动未能下传至心室，因而心室是由两个不同来源的异位兴奋同时激动所产生的。

（五）室性过早搏动的定位诊断

通常是根据过早搏动于各个导联上的形态特征加以判断，早搏起源于心肌中的不同位置将表现有一定的心电图室性特征。

（1）右心室性过早搏动：此时 QRS 波群平均电轴由右指向左，因而室性过早搏动的 QRS 波群的主波方向在 I 导联向上，III 导联向下，V_1 导联向下，

V_5 导联向上，很类似左束支阻滞图形。其激动点越靠近右束支近端，则与左束支阻滞图形越相近，激动节律点于右束支远端时，而 QRS 波群图形则趋于更加宽大畸形。

（2）左心室性过早搏动：此时 QRS 平均电轴由左指向右，故室性过早搏动的 QRS 波群主波在 Ⅰ 导联向下，Ⅲ 导联向上，V_1 导联向上，V_5 导联向下，很类似右束支传导阻滞的图形。

（3）室间隔性过早搏动：异位节律点源于室间隔的过早搏动，QRS 波群形态正常；只能在主导心律合并有束支传导阻滞时，才容易给予辨别。

（4）左心室后壁的室性过早搏动：此时的 QRS 平均电轴，于水平面上为自后向前，故 QRS 波群的主波在 V_1—V_5 导联上均向上。

（5）心底部的室性过早搏动：此时患者 QRS 波群平均心电轴方向多自上面向下，因此 Ⅱ、Ⅲ、aVF 导联呈现早搏的 QRS 波群主波方向向上，如果将其与心尖部的过早搏动相比，则对于心功能的影响更为严重。

（6）心尖部的室性过早搏动：此时 QRS 波群平均电轴的方向为自下而上；因而，Ⅱ、Ⅲ、aVF 导联上过早搏动的主波方向向下，aVR 导联的过早搏动 QRS 主波方向向上。

（7）发生在心室其他部位的室性过早搏动：这是一种较为特殊的情况，是指发生在心肌损害部位相反区域，比如左心室损害过早搏动反而出现在右心室，这或许是由于异位激动折返的一种表现。

（六）关于室性过早搏动危险程度的分级

Lown 分级法有 2 种。

（1）室性早搏频率分级：0 级，无室性早搏；Ⅰ 级，室性早搏小于 1 次/分。Ⅱ 级，较少见，小于 1～9 次/分；Ⅲ 级，较常见，小于 10～29 次/分；Ⅳ 级，室性早搏大于 30 次/分。

（2）室性早搏形态分级：A 级，单形，单源性室性早搏；B 级，多形，多源性室性早搏；C 级，成对或连发性室性早搏；D 级，非持续性室性心动过速；E 级，持续性室性心动过速。

一般来说，以上两种分级方法的共同点，是室性早搏级别越高而危险程度越高。然而也应具体情况具体分析，如"RonT"现象预示心室肌不应期缩短，兴奋性增高，成对性室性早搏也预示更容易诱发室性心动过速，特宽 QRS 时间大于 0.16s，则表示心室内弥漫性传导障碍，过早搏动诱发反复搏动说明房室结存在着双径路和更多的径路。

（七）室性过早搏动的临床意义

室性过早搏动是一种常见的心律失常，于正常人中发生的机会，随年龄增长而增加。有一大部分是由生理因素或神经因素引起，它的预后比较好；但在病理状态下，一旦产生明显的血流动力学改变，将使病人产生较严重的影响。

偶发性过早搏动不影响心脏功能，但在频发性过早搏动可诱发或加重患者的心力衰竭。在有些情况之下，过早搏动足可以表明是器质性心脏病，或者药物过量所致，另外过早搏动本身也可以转变成某些严重的心律失常。在临床上常要结合临床资料和心电图改变予以全面综合分析，才能够进行正确的诊断。常需要做出以下具体临床意义评价。

（1）临床表现。

①症状：如果病人是神经官能引起的，病人往往主观方面的症状较为明显；而在器质性心脏病病人，除非为频发性的过早搏动，一般自我感觉不容易被病人自己发觉。

②与运动的关系：在休息时出现的过早搏动常是自主神经性的；与此相反，于运动中心率加快时出现的过早搏动，存在器质性心脏病的可能性比较大。

③与心脏本身的关系：诸如以上所述，无器质性心脏病的人出现过早搏动，多属于与神经方面的因素有关；原发病为风心病、心肌病、冠心病、甲状腺功能亢进、高血压性心脏病的心肌损害病人，如果出现频发的房性过早搏动，常预示倾向产生房性心动过速、心房扑动或心房纤颤。如果冠心病病人，尤其是心肌梗死出现频发的多源性室性过早搏动，当治疗不及时，将极可能产生室性阵发性心动过速或者心室纤颤。

④与药物的关系：当使用某些药物治疗过程中，比如使用洋地黄、奎尼

丁、锑剂等可出现过早搏动，尤其是频发的或呈二、三联律的过早搏动，则提示病人存在有用药过量的可能性。

⑤与介入性操作的关系：在介入性的诊断治疗中，由机械刺激同样可以诱发室性过早搏动。

（2）主要的心电图特征。

当出现下列过早搏动时，被看作是病理性改变。①同时存在室性过早搏动与房性或交界性过早搏动；②多源性或多形性过早搏动；③频发的、连发的或呈现成对的过早搏动；④出现较早期的过早搏动或与T波顶端重叠的室性过早搏动；⑤并行性心律的过早搏动，即所谓"RonT"现象；⑥有显著的QRS波群畸形，存在多而明显的波折或切迹，QRS波群时间大于0.10 s的室性早搏；⑦运动后过早搏动增多；⑧过早搏动后第1个或最初几个窦性早搏的T波有改变，也可呈现"RonT"现象，均容易诱发室性心动过速；⑨存在上述心电图改变合并有其他异常表现；⑩病人同时伴有心房增大或房内传导阻滞的房性过早搏动。

二、室性阵发性心动过速

室性阵发性心动过速在患有严重心肌损害时多见，诸如急性心肌梗死、严重的心肌缺血缺氧、广泛的心肌病变、洋地黄中毒、低血钾等，少数病人偶见于器质性心脏病时。

（一）发生机制

一般认为，室性阵发性心动过速是室内异位节律点激动产生的一种更为严重的心律失常，与室性过早搏动同理形成，只在个别情况时可使频率增快，而类似室上性心动过速。偶尔，心房激动也可传入心室夺获和发生室性融合波，则更有利于进一步认识室性阵发性心动过速。比如，心室夺获示QRS波群提前出现而形态与窦性心律相同，室性融合波示QRS波群形态介于窦性心律与室性异位心律之间。

（二）主要心电图表现

（1）持续性室性阵发性心动过速心电图，应符合下列 4 条的第 1 条，同时又具备第 2、第 3、第 4 条的任何一条时，方可以确诊。①存在有连续、快速、畸形的 QRS 波群，其频率在 140～200 次/分，QRS 时间大于 0.12s，R-R 间期大致相等，多伴心室率略有不规整。②有时室性异位激动和窦性激动形成室性融合波。③少见有室上性激动向下传导至心室，产生所谓心室夺获。④病人发生的室性异位心律，多表现为多源性激动形成。⑤常使 P 波隐埋在 QRS 波群中，能发现有 P 波时，其频率要比室性频率慢，两者也无固定的关系。如果能形成夺获或者融合波，则有助于诊断室性阵发性心动过速。⑥T 波与 RS 波群的主波方向相反。

（2）有关短阵性室性心动过速的心电图诊断，应具备以下两个条件：①室性过早搏动连续地超过 3 次；②其频率可下降至 100 次/分左右，同时多有不规整。

显然，短阵性阵发性心动过速是由一连串的室性过早搏动形成的，如果心电图上存在有窦性心律，常可以记录到起始或终止。能够发现每一次短阵性发作，都是由一个室性过早搏动开始，而且早搏与前面的窦性 QRS 波群有固定的联律间期，此时于阵发终止后出现一个代偿间歇，即类似于单个室早之后的代偿间期。如果频率比较慢时，尚需鉴别伴有室内差异传导的短阵性房性或房室结性心动过速。

（三）扭转型室性心动过速

这是依据心电图特征命名的，即心动过速发作时 QRS 主波方向围绕基线进行扭转，同时伴有 QRS 振幅和频率变化，持续时间长可引起阿-斯综合征发作，甚至引起猝死，故认为是一种介入室性心动过速与心室纤颤之间的恶性心律失常。经电生理研究已证明，TDP 的发生机制包括复极延迟性和早期性后除极，按照病因将分型为肾上腺素能依赖型，主要为特发性 Q-T 间期延长综合征，由于迷走神经张力降低和交感神经增高引起心率加快而出现室性早搏并诱发的 TDP；以及最为多见的间歇型依赖型 TDP，TDP 的发生与运动、情绪波动等因素有关，这一型的病因包括缓慢型心律失常、低钾血症、低镁血症等；与抗心律失常药的作用或毒性反应如奎尼丁晕厥、胺碘酮的 Q-T 间期延长等；有的病人由中间型的 LQTS 所致。按照窦性 QRST 形态分型为：伴 Q-T 间期延长的 TKP，Q-T 间期下正常的 TDP；伴极短联律间期的 TDP。

心电图特征与诊断：①室性 QRS-T 波群，QRS 波群宽大畸形，出现快速的主波方向围绕基线进行扭转，其频率为 160～280 次/分；②TDP 发生前多存在 "RonT" 现象室性过早搏动；③TDP 常发生于缓慢心律失常诸如窦房阻滞、房室传导阻滞、缓慢的逸搏心律时；④Q-T 间期多有不同程度的延长，T 波宽大切迹，U 波振幅增大；⑤多为短阵发作时可自行终止，严重患者可转化成心室纤颤。

通常，只有在较明确了解发生机制和分型后，才可能对本症予以合理的处理：①肾上腺素能依赖型应首选 β-受体阻滞剂，少数报道硫酸镁有较好的治疗作用；②间歇依赖型应首选异丙肾上腺素，对于房室传导阻滞病人进行心室起搏是一种效果较好的治疗方法；③对 Q-T 间期延长经刺激交感神经可使病情恶化，尚可试用Ⅰ类抗心律失常药；④如患者伴极短联律间期的 TDP，口服或静注维拉帕米有特效，试用阿托品常使发作时间延长，但应小心使用。

（四）阵发性室性心动过速的心电图图形分析

由于激动点起源心室的异位节律点沿心室肌传导，所以 QRS 波群畸形，时间大于 0.12s，并以 T 波与 QRS 波群主波方向相反。在 QRS 波群形态正常时，则是起源于室间隔高位的室性阵发性心动过速。大约 20% 的病人于心电图上不能找到 P 波，即 P 波可能隐埋在 QRS 波群中，或少数表现有室性逆行性 P 波。鉴于病人可能有房室分离，有时使室上性的激动可向下传导至心室，而出现心室夺获；极少数病人发生 2∶1 逆行性传导阻滞或文氏（Wenchebach）现象。此外，P 波与 QRS 波群无固定关系，其频率也较心室率变慢。

（五）非阵发性室性心动过速心电图表现

（1）出现 QRS 波群宽大畸形常可伴有房室脱节。

（2）心室夺获与室性融合波。

（3）心室率多在 75～80 次/分；并可出现轻度心律不齐。

非阵发性与阵发性心动过速的鉴别见表 7-1。

表 7-1 非阵发性与阵发性心动过速的鉴别

	非阵发性	阵发性
机制	由起搏点自律性轻度增高所致	由起搏点自律性中度增高所致
起止情况	起始突然，在舒张中晚期出现，终止时多以窦性夺获而恢复心律	以过早搏动形式出现，终止后存在一代偿间歇
频率	60～100 次/分	100～160 次/分
其他	相接近于窦性心律，两者在交界区常出现竞争，预后较好	显著快于窦性心律，不易与其产生相互竞争，易产生室颤

三、心室扑动和心室纤颤

（一）心室扑动

心室扑动是心室快速而微弱的无效收缩，丧失泵血功能，不是自行终止，就是转为心室颤动，临床较少见。

（1）发生机制：心室扑动是介于室性心动过速与心室颤动之间的心律，为严重心律失常之一，从血流动力学来看，它与心室停搏没有明显差别。时常发生在急性心肌梗死、抑或洋地黄等药物中毒的病人，并可于短时间内就转变成心室纤颤，危及病人的生命。①心室内起搏点自律性突然增高引发心室扑动。②激动在心室内快速折返形成心室扑动。常出现以下心电图特征。

（2）心电图特征：①出现规则而匀齐的连续不断的大 F 波，呈现"正弦曲线样波形"，S-T 段和 T 波予以辨认；②频率在 180～250 次/分；③不纯性心室扑动，即有时在扑动波中夹杂有少数心室颤动波。

（二）心室颤动

心室颤动又称为心室纤颤，是一种最为严重的异位性心律，此时心脏已停止了有效的舒张收缩活动，完全丧失了排血能力。

常是病人猝死的常见原因，即临终前状态的心律失常。主要见于急性心肌梗死、严重的心肌病、奎尼丁等药物中毒、触电和雷击等。

（1）QRS 波群基本图形消失，代之以振幅、形态和时距绝对不同、大小各异的波动。

（2）频率为 180～500 次/分。

（3）尚可根据颤动波大小和频率分成粗颤与细颤。粗颤时颤动波大、频率快；细颤动波细小、频率慢，容易使心室停搏。

（4）心室颤动波发作前后可见 RonT 现象室性早搏。

心室停搏即心室或连同以上起搏点都停止兴奋，于心电图上只可见 P 波或完全消失，偶尔在一段长时间的平段之后出现一个室性逸搏的 QRS 波群。此时，在临床上极容易伴阿-斯综合征。

（三）临终前心电图表现

监测病人全心停搏时，心电图呈现长时间的等电位线，多能够确定为死亡心电图；从有致死性心律失常发展到死亡心电图中间的暂时过渡心电图可称为临终前心电图。

自心室纤颤、扑动发展成全心停搏，病人开始常为频发、多源性室性心动过速抑或心室纤颤，快速发展成心室纤颤，而呈现快速粗大的颤动波形，随即渐变为缓慢细小颤动波形，终将转变成全心停搏。自传导阻滞、静止发展到全心停搏。病人开始常是心脏传导阻滞，比如完全性的各段传导系统的传导阻滞、窦性和其他部位的起搏点静止，继而发生缓慢、不规则的室性逸搏性心律，心室率也越来越慢，QRS 波群增宽与畸形更加清晰可见，甚至达到 0.20 以上。此时仅可于长间歇过后才出现几次搏动，最终将发展成全心停搏。

在临床上所能看到的临终前心电图，最基本的病理生理机制是心肌电不稳定性，要包括心室纤颤、心脏停搏和完全性心传导阻滞等不同表现的混合性图形。在临床工作中正确地辨认临终前心电图变化，则有助于及时了解病因、病情和确定的治疗措施。心脏停搏和心脏传导阻滞的病人，更适合于肾上腺或人工起搏治疗；对心脏传导阻滞的病人应慎用洋地黄、利多卡因、奎尼丁等抗心律失常药；对频发多源性室性心动过速、心室颤动和扑动的患者，要尽量给予直流电复律；人工呼吸。对反复应用上述电转复无效，尚可改用人工起搏器治疗。整个急救过程都应争分夺秒，有望复苏成功；否则拖延时间，病人必将死亡。

四、加速的室性逸搏

心室内异位起搏点自律性强度轻度增高引起 1 个或连续 2 个室性搏动，称为加速的室性逸搏。

（一）产生机制

室性起搏点自律性轻度增高，产生介于室性早搏与室性逸搏之间的主动性室性搏动。

（二）心电图特征

（1）过缓发生的室性 QRS 波群。

（2）联律间期在 600～1500ms。

器质性心脏病病人发生的加速的室性逸搏，基础心律多为窦性心动过缓或心房颤动等。偶发的加速的室性逸搏常见于正常人。

五、加速的室性心律

心室起搏点自律性强度轻度增高引起的室性自主节律，称为加速的室性心律（非阵发性室性心动过速）。

（一）产生机制

无保护机制的室性起搏点自律性轻度增高，产生一系列室性 QRS 波群，其频率介于室性逸搏心律与室性心动过速之间。常与主导节律的激动形成干扰性房室脱节或干扰性室内脱节。

（二）心电图特征

（1）一系列 QRS 波群宽大畸形，时限大于 0.12s。

（2）心室率为 40～100 次/分，节律略不规则。

（3）多在窦性心动过缓或窦性心律不齐时发生，呈短阵发作，窦性频率加快以后室性 QRS 波群消失。

（4）常伴室性融合波：急性冠状动脉闭塞后发生的加速的室性心律，是冠状动脉再通的表现，应用洋地黄过程中发生的加速的室性心律提示洋地黄过量。

第八章　心脏的传导阻滞

第一节　室上性传导阻滞

这是由于心脏特殊传导系统的病理应激性和传导性异常引起的，包括绝对不应期和相对不应期延长及兴奋传导速度的减慢。一般来说，主要因为激动在向下传，或逆行上传过程中受到心脏某部位阻滞。常存在以下两种情况：①在激动到达某个部位时，恰遇心肌的生理不应期；②该部位心肌传导能力发生了病理性或反常的降低。传导阻滞的持续时间可呈一过性、间歇性阻滞，除器质性因素外，尚可因迷走神经张力增加或药物引起。

按照心脏传导阻滞的程度，可分为 3 度：仅有传导时间的延长，但激动均能通过阻滞部位者为Ⅰ度传导阻滞；个别激动被阻滞，产生漏搏，使激动不能全部通过阻滞部位，为Ⅱ度传导阻滞；如果全部激动均不能通过这一阻滞部位，则称为Ⅲ度传导阻滞，又称为完全性传导阻滞。Ⅰ度和Ⅱ度传导阻滞主要因相对不应期和绝对不应期均有病理性延长所致；Ⅲ度传导阻滞是绝对不应期占据了整个心动周期，因而使所有的全部激动均不能通过传导。

一、窦房传导阻滞

（一）发生机制

窦性激动在窦房交界区阻滞传出延缓或传出中断，称为窦房传导阻滞。

按阻滞程度分为 3 度：仅有窦房传导时间延长，全部窦性激动均传入心室，称为一度传导阻滞；既有窦房传导时间延长，又有心房漏搏（P 波缺如）时为二度窦房阻滞；出现窦性激动完全不能向下传入心房时称为三度窦性阻滞。传出阻滞部位在窦房交界区。①窦房交界区相对不应期病理性延长，产生一度窦房传导阻滞；②窦房交界区相对不应期和绝对不应期同时延长，以相对不应期延长占优势，产生二度 I 型窦房阻滞；③窦房交界区相对不应期绝对不应期同时延长，以绝对不应期延长占优势，产生二度 II 型窦房阻滞；④窦房交界区绝对不应期占据整个心动周期，产生三度窦房阻滞。

（二）心电图特征

1.一度窦房阻滞

窦房传导时间延长，但每次窦性激动均能传入心房形成窦性 P 波，体表心电图不能直接测定窦房传导时间，心电图上不能直接诊断一度窦房阻滞。

2.二度窦房阻滞

（1）二度 I 型窦房阻滞：窦房传导时间逐渐延长，直到传导中断，脱落一次窦性 P 波，结束一次文氏周期。①P-P 间期逐渐缩短，直至出现一次长 P-P 间期。②长 P-P 间期小于两个短 P-P 间期之和。③文氏周期中第一个 P-P 间期是所有短 P-P 周期中的最长者，而最后一个 P-P 间期是所有短 P-P 周期中最短者。④窦房传导比例可为 3：2、4：3、5：4 等，可固定，也可不固定。

（2）二度 II 型窦房阻滞：长 P-P 间期为短 P-P 间期的倍数。窦房传导比例可为 3：2、4：3、5：4 不等。持续性 2：1 窦房阻滞，酷似窦性心动过缓，P 波频率 30～40 次/分，活动后或使用阿托品类药物窦性心律突然加倍。

3.三度窦房阻滞

窦性激动不能传入心房，体表心电图窦性 P 波消失，但很难与窦性静止相鉴别。

（三）鉴别诊断

（1）三度窦房阻滞与窦性停搏鉴别：窦性停搏很少有房性逸搏；只可见于交界性逸搏，而三度者可经常发生房性逸搏、房性逸搏心律或交界性逸搏心律。

（2）窦房阻滞与Ⅱ度房室传导阻滞鉴别：窦房阻滞时，P-QRS-T 波全部脱漏；而Ⅱ度房室传导阻滞只有 QRS-T 脱漏，P 波仍能按时出现。

（3）窦房阻滞与窦性心律不齐的鉴别：窦房阻滞脱落长间歇，其前、后的 P-P 间距往往与正常 P-P 间距呈现倍数关系；在窦性心律不齐时，存在的长间距与短间距之间不会呈现倍数关系。

二、房内传导阻滞

发生于心房内的传导阻滞，称为心房内传导阻滞。

（一）发生机制

窦房结的激动在心房内传导受限，延缓或中断，导致 P 波形态改变，P 波时间延长。

（二）心电图特征

1.不全性心房内传导阻滞

（1）窦性 P 波时限大于 0.11s，P 波双峰间距大于 0.04s。

（2）间歇性或交替出现时仅表现为 P 波时限改变而不伴有窦性节律的变化。

（3）排除左房负荷增重及左房扩大者。

2.局限性完全性心房内传导阻滞（心房脱节、心房分离）

局限性区域内的心房肌由异位节律点控制，其周围存在双向性阻滞圈，与主导节律并存，两种节律互不干扰，形成心房脱节。

（1）出现两组不同的心房波：①一组为基本心律的心房波，多为窦性心律，也可为房性心动过速、心房扑动或心房颤动，心房波下传心室；②另一组是阻滞圈内的心房波，多为房性节律，也可为房性心动过速、心房扑动或心房颤动，心房波均不能下传心室。

（2）两组心房波完全独立，互不干扰对方的节律和频率：可出现房性重叠波，但不是房性融合波。

（3）排除各种干扰和伪差所致的"伪差性心房波"。

3.弥漫性完全性心房肌传导阻滞（窦室传导节律）

高血钾症、心房肌丧失兴奋性，窦房结激动经结间束传至房室交界区再传入心室。

（1）窦性 P 波逐渐降低直至消失，T 波对称而高耸。

（2）QRS 波群宽大畸形，频率为 60 次/分左右。酷似室性节律，应与加速的室性心律相鉴别。

（三）临床意义

不全性心房内传导阻滞很常见，见于冠心病、心瓣膜病、高血压病、心肌病、心肌梗死等，见于药物中毒、电解质紊乱。易发生房性心动过速、心房扑动及心房颤动。局限性完全性心房肌阻滞，见于各种原因引起的高血钾症。

三、房室传导阻滞

心房与心室之间的阻滞性传导延迟或传导中断，称为房室传导阻滞。分为Ⅰ度、Ⅱ度和Ⅲ度传导阻滞。

（一）Ⅰ度房室传导阻滞

室上性激动传入心室的时间延长，称为Ⅰ度房室传导阻滞。

1.发生机制

（1）房室交界区相对不应期延长，室上性激动发生阻滞传导延迟。阻滞部位在心房内、房室结、希氏束或双束支水平，以房室结传导延迟最多见。

（2）激动沿房室结慢径路下传心室。

2.心电图特征

（1）P-R 大于 0.21s，14 岁以下儿童大于 0.18s。

（2）P-R 间期大于心率最高值。

（3）在心率无明显变化时，P-R 间期动态变化大于 0.04s。

3.分型

（1）Ⅰ度Ⅰ型房室阻滞：①P-R 间期逐渐延长，突然缩短、再逐渐延长的周期性改变，周而复始，但无心室漏搏；②P-R 间期长度与心率变化无关。

（2）Ⅰ度Ⅱ型房室阻滞：①P-R 间期固定延长，无心室漏搏；②心率快时，P 波埋藏于 T 波内，须仔细辨认。

（3）Ⅰ度Ⅲ型房室阻滞。

（4）延长的 P-R 间期长短不一，变化无常，多与迷走神经张力不稳定有关。

4.临床意义

Ⅰ度房室传导阻滞见于器质性心脏病、药物中毒、电解质紊乱等，老年人与房室传导阻滞系统退行性病变有关。青少年Ⅰ度房室阻滞发生于卧位时，由于迷走神经张力增高所致。阻滞部位发生于房内或房室结内，预后良好。发生于希氏束或束支水平，可发展为Ⅱ度以上房室阻滞。

（二）Ⅱ度房室传导阻滞

一部分心房波发生阻滞性传导中断，称为Ⅱ度房室阻滞，分为Ⅰ型与Ⅱ型。

1.发生机制

（1）Ⅱ度Ⅰ型房室阻滞：①室上性激动逐渐进入相对不应期不同时相，直落在绝对不应期，发生阻滞性房室传导延迟或阻滞性传导中断；②阻滞部位可在心房、房室结、希氏束或双束支水平，多在房室结。

（2）Ⅱ度Ⅱ型房室传导阻滞：①房室交界区绝对不应期间歇性延长，部分室上性激动阻滞性传导中断；②80％阻滞部位在希氏束水平以下。

2.心电图特征

（1）Ⅱ度Ⅰ型传导阻滞（莫氏Ⅰ型或文氏型）：①P-P 基本规则；②P-R 间期逐渐延长直到脱漏一次 QRS 波群，结束一次文氏周期；③漏搏后第一个 P-R 间期总是或多或少地缩短；④长 R-R 间歇比窦性周期的 2 倍要小；⑤不典型的Ⅱ度Ⅰ型房室传导阻滞，以房性早搏或心房回波结束一次文氏周期；⑥房室传导比例可以不同，3∶2、4∶3、5∶4；⑦2∶1房室传导阻滞前后有文氏现象，为Ⅱ度Ⅰ型房室传导阻滞。

（2）Ⅱ度Ⅱ型房室传导阻滞：①P-P间期规则或基本规则，部分P波后无QRS波。②P-R间期固定，QRS波呈室上性，阻滞性部位在结内；QRS宽大畸形，阻滞部位多在束支或分支水平。

3.临床意义

Ⅱ度Ⅰ型房室传导阻滞发生于夜间睡眠时，为迷走神经张力增高所致。下壁心肌梗死，发生的Ⅱ度Ⅰ型房室传导阻滞病变在房室结，预后较好；前壁心肌梗死及心肌病等发生的Ⅱ度Ⅱ型房室传导阻滞，病变多在房室结远侧，发展为Ⅲ度房室传导阻滞，需行人工起搏治疗。

四、高度房室传导阻滞

在同一份心电图上，半数以上P波因阻滞未下传心室，为高度房室传导阻滞。

心房扑动或心房颤动时出现频率较慢的交界性逸搏心律或室性逸搏心律，提示合并高度房室传导阻滞。

五、Ⅲ度房室传导阻滞

室上性激动因阻滞不能下传心室，位于房室传导阻滞水平以下部位的起搏点控制着心室的电活动。

（一）发生机制

（1）房室交界区不应期延长占据整个心动周期。

（2）阻滞部位可在房室结内，也可在房室结远端。

（二）心电图特征

（1）P-P间期规则，R-R间期基本规则，P波与QRS波无关，心房率大于心室率，呈完全性房室脱节。

（2）心房由窦房结或心房起搏点控制，心室由交界区或心室异位起搏点所控制，当阻滞发生在房室结或希氏束近端，QRS波形态正常，频率在40～60次/分，为交界性逸搏心律。阻滞发生在希氏束下端或束支水平，QRS波宽大畸形，频率在20～40次/分，为室性逸搏心律。

Ⅲ度房室传导阻滞应与完全干扰性心室脱节鉴别，后者心室率60次/分以上。

（三）临床意义

Ⅲ度房室传导阻滞伴缓慢的室性逸搏心律，有晕厥发作者，是植入起搏器的指征。

六、韦登斯基现象

韦登斯基现象是指心脏在传导阻滞时，由于受一次较强刺激后，暂时改善了传导功能，这一现象包括韦登斯基易化作用和韦登斯基效应。

（1）韦登斯基易化作用：在阻滞部位的一端有一个强刺激作用后，使另一端原来不能通过的激动在阻滞部位尚可通过。

（2）韦登斯基效应：阻滞部位在一个刺激后，应激的阈值降低，使原来不能通过的同一侧继续来的激动通过该阻滞部位。

韦登斯基现象常见于高度房室传导阻滞和完全性房室传导阻滞的病人。当一个室性或房室交界性逸搏过后，在韦登斯基易化作用下可出现心室夺获，有时甚至可表现有连续的几个P波下传。

七、房室传导阻滞的病因与临床意义

房室传导阻滞主要由毒素或药物引起，如可见于风湿热、尿毒症等传染病，洋地黄类、奎尼丁、吗啡等中毒，抑或各种心肌炎、心肌梗死。在健康成人中偶尔发生不同程度的房室传导阻滞，可能与迷走神经张力有关；在婴儿中的出现多因先天性心血管疾病所致。

人过中年发生房室传导阻滞，大多由冠状动脉粥样硬化，造成房室束小动脉有不同程度堵塞、缺血，从而使束支功能减退或组织坏死所致，并且多为永久性房室传导阻滞。

下壁心肌梗死发生房室传导阻滞机会较多，多为短暂性的，但病情较为严重。发生 Ⅱ 度 Ⅰ 型房室传导阻滞，大都由洋地黄用药过量、急性心肌炎、急性心肌梗死引起，常呈一过性阻滞，其预后良好。

Ⅱ 度 Ⅱ 型房室传导阻滞是由慢性心脏病或冠心病、心肌退行性变，双侧束支纤维化所致，多呈持续性，容易发展为 Ⅲ 度，预后很差，通常应当安装心脏起搏器治疗。

然而，所谓 Ⅰ 度、Ⅱ 度及 Ⅲ 度房室传导阻滞，只能说明程度的不同及阻滞部位的差别，并不意味着病人发展过程的必然顺序。

第二节　心室内传导阻滞

发生在房室束以下的任何部位传导阻滞，均称为室内传导阻滞。室内传导系统由 3 个部分组成：右束支、左前分支和左后分支。室内传导系统的病变可波及单支、双支或三支，属于心血管内科。单支、双支阻滞通常无临床症状，间可听到第一、第二心音分裂。完全性三分支阻滞的临床表现与完全性房室阻滞相同。

室内传导阻滞是指希斯束分叉以下部位的传导阻滞，既可以是完全阻滞，也可以是不完全性阻滞，有的病人则呈间歇性发生，因而束支传导阻滞的心电图表现取决于发生的阻滞部位。永久性病变常发生于风湿性心脏病、高血

压性心脏病、冠心病、心肌病与先天性心脏病。此外，正常人亦可发生右束支传导阻滞。左束支传导阻滞常发生于充血性心力衰竭、急性心肌梗死、急性感染、奎尼丁与普鲁卡因胺中毒、原发性高血压、风湿性心脏病、冠心病与梅毒性心脏病。左前分支阻滞较为常见，左后分支阻滞则较为少见。单支、双支阻滞通常无临床症状，间可听到第二心音分裂。完全性三分支阻滞的临床表现与完全性房室传导阻滞相同。慢性束支传导阻滞的患者如无症状，无须接受治疗。急性前壁心肌梗死发生双分支、三分支阻滞，或慢性双分支、三分支阻滞，伴有 Adams-Stokes 综合征发作者，则应及早考虑心脏起搏器治疗。

一、右束支传导阻滞

（一）产生机制

右束支传导阻滞时，右心室的激动不能正常运行，激动只能沿左束支向下传导，室间隔除极仍和正常一样，由左向右进行，形成指向右前方的第 1 向量，心电图表现为 V_1、V_2 导联 r 波形成，V_5、V_6 导联 q 波形成。其次左室壁除极指向左后下形成第 2 向量，心电图表现在 V_1、V_2 导联的 S 波和 V_5、V_6 导联的 R 波上，此时室间隔继续自左向右进行除极，指向右前上方形成第 3 向量；与此同时，有一室间隔的小向量抵消，表现为 V_1、V_2 导联 R′波及 V_5、V_6 导联 S 波的后半部分。从右室间隔至右心室除极的过程非常缓慢，因而使 QRS 时间显著延长，由于除极过程顺序与正常不同，会造成复极过程发生改变，故 S-T、T 产生继发性改变。

（二）心电图特征

1.完全性右束支传导阻滞

QRS 波群时间大于 0.12s，右室壁激动时间大于 0.04s，常达 0.07～0.08s。

（1）QRS 波形态改变，V_1 呈 rsR′的"M"波型，或出现宽大而有切迹的 R 波，SV5 宽钝；在 avR 导联呈 qR 型，R 波增宽、粗钝。

（2）在 I、V_5、V_6 导联的 S 波增宽大于 0.04s。

（3）V_1、V_2 导联的 ST 段压低，T 波倒置。

2.不完全性右束支传导阻滞的心电图特征

（1）QRS 波群类似完全性右束支传导阻滞，V_1、V_2 呈 rsR′ 型或 rSR′ 型的"M"改变。

（2）T 波在 V_1 导联倒置。

（3）QRS 波群时间小于 0.12s。

（三）右束支传导阻滞与右室肥大鉴别

1.右束支传导阻滞与心室肥大鉴别

（1）QRS 波群时间：完全性右束支传导阻滞大于 0.12s，右室肥大小于 0.12s；

（2）电压：完全性右束支传导阻滞的电压不增高，右室大的 R 或 R′ 高达 1.0～1.5mV；

（3）V_5、V_6 导联：完全性右束阻滞呈 qRS 型，S 特宽，右室大呈 qRS 型，S 波不宽而深。

2.不完全性右束支阻滞合并右室肥大

（1）QRS 时间为 0.10～0.11s；

（2）V_1、V3R 呈 rSR′ 型，增高大于 1.0mV；

（3）右心室的 VAT 为 0.06～0.08s。

3.完全性右束支传导阻滞合并右室肥大

（1）QRS 时间大于 0.12s；

（2）V_1、V3R 呈 rSR′ 型，R′ 增高 1.5mV；

（3）右室 VAT 大于 0.08s；

（4）电轴右偏，V_5 的 S 波宽而深。

4.完全性右束支传导阻滞合并左心室增大

除了右束支传导阻滞的特征性图形外，同时存在有：

（1）V_5、V_6 的 R 波异常增高；

（2）V_1 的 S 波增深；

（3）S-TV1 压低，T 波倒置，S-TV5 抬高，TV 直立。

间歇性阻滞，有一部分与心率快慢有关，称为频率依赖性束支阻滞，其中又分为心动过速频率依赖性阻滞和心动过缓依赖性阻滞。所谓 3 相阻滞即心动过速性阻滞，当心率增快到一定程度时出现束支阻滞，左束支阻滞少见而右束支阻滞多见，有时尚见左、右束支阻滞交替出现；所谓 4 相阻滞即心动过缓依赖性阻滞，比较少见，在心率减慢到一定限度时就会出现束支阻滞。

二、左束支传导阻滞

（一）产生机制

左束支短而粗、不易受损，比右束支阻滞少见。左束支阻滞多见于器质性心脏病，大约 90% 的病人因为冠心病、高血压性心脏病或主动脉瓣疾病引起，左束支阻滞多为永久性，分为完全性和不完全性两种。

正常时，心室除极程序首先自左束支开始，从左后方向右前方传导，产生第Ⅰ向量即室间隔向量，继而两侧束支除极并向下传导，右室壁薄，故最先除极结束，而使终末除极向量偏向左下。左束支传导阻滞时，激动不能通过左束支主干或其分支下传至心室；激动只能沿右束支向下传，室间隔中下 1/3 先除极，其起始向量的方向与正常相反，指向左后，同时右室壁除极，指向右前下，其向量较小，综合以上两个向量后，仍指向左下前方，前 1 向量在心电图表现 V$_1$、V$_2$ 导联的 S 波或 QS 的降支及 V$_5$、V$_6$ 导联的 R 波升支；最后除极相继向室间隔的中上 1/3 及左室壁的 1/3 运行，其向量分别指向左后方形成第 3 向量及左上轻度向后形成第 4 向量。因为心室除极的各个向量主要都指向左，所以 V$_1$、V$_2$ 导联表现粗而钝的 S 波、QS 波，V$_5$、V$_6$ 导联 R 波粗钝或有切迹，整个心室除极过程延长，使 QRS 时间长达 0.2s 以上。复极过程改变是由于阻滞时除极过程顺序与正常不同，故 S-T、T 产生继发性改变。

（二）心电图特征

1.完全性左束支传导阻滞

（1）QRS 波群时间大于 0.12s，左室壁激动时间大于 0.06s。

（2）肢体导联平均心电轴左偏。

（3）QRS 波群形态：V₁、V₂ 导联呈 rS 型或呈 QS 型，r 波较小；V₄、V₆ 不出现 q 波，很少有 S 波，R 波宽钝，含糊或有切迹，可呈 M 形；aVL 导联图形与 V₅、V₆ 导联相似；Ⅲ、aVR、aVF 导联常与 V₁、V₂ 导联图形相似。

（4）S-T、T 改变：于 R 波为主导联中，其 S-T 段下降，T 波倒置；在 S 波为主（或 QS 型）的导联中，S-T 段上抬，T 波直立。

2.不完全性左束支传导阻滞的心电图特征

（1）QRS 波群在各导联的改变，与完全性左束支传导阻滞相似，但不够明显。

（2）QRS 波群时间小于 0.12s。

（3）短时间内 QRS-T 波的变动性较大。

三、左前分支传导阻滞

左前分支阻滞性传导延迟或阻滞性传导中断，称为左前分支传导阻滞。

在左束支三分支传导系统中，以左前分支阻滞最多见，原因是左前分支细长，位于压力较高流出道，易遭受损伤，由单一的血管供血，易受到缺血性损害，不应期较长，易发生传导缓慢。

（一）发生机制

激动先沿着左后分支及中隔支向前传导，再通过浦肯野纤维网传导到左前分支所支配的心室间隔的前中部、左室前壁及心尖部，最大 QRS 向量环指向左上方，电轴显著左偏；特征性的改变反映在额面上 QRS 环体增大，其位于左上方，呈逆钟向运行。起始向量向右下，下壁导联产生 r 波，aVL 导联产生 q 波，因无方向相反的向量抵消，产生较大的方向朝上的向量，下壁导联有深的 S 波，呈 rS 型。

（二）左前分支阻滞心电图表现

（1）平均心电轴左偏 - 45°至 - 90°，多在 - 60°左右。

（2）典型的 QⅠSⅢ改变，如ⅠaVL 导联呈 qR，aVL 的 R 波大于Ⅰ导联；Ⅱ、Ⅲ、aVF 导联呈 rS 型。

（3）SⅢ大于SⅡ，RaVL 大于 RⅠ。

（4）QRS 时间正常或延长，一般为 0.08s，而不超过 0.10s。

（5）无明显 S-T、T 波改变。

（6）心脏常呈逆钟向转位，在诊断左前半阻滞时，应注意与预激综合征、下壁心肌梗死和严重肺气肿、肺心病的心电图改变鉴别。

（三）左前分支合并下壁心肌梗死的心电图特征

（1）先有下壁心肌梗死，合并左前分支阻滞以后，QSⅢ增深，电轴左偏程度加重，Ⅱ、aVF 可转为 QS 型，或Ⅱ导联转为 rS 型。

（2）先有左前分支阻滞，发生下壁心肌梗死以后，Ⅱ、Ⅲ、aVF 导联 R 波消失，转为 QS 型。

（3）下壁心肌梗死伴 QRS 电轴显著左偏。

（4）左前分支传导阻滞以后转为 rS 型，虽受下壁心肌梗死的 Q 波掩盖，下壁导联仍有急性心肌梗死的 ST-T 演变规律。对应导联Ⅰ、aVL、V_2—V_4 的 S-T 段显著下降。

（四）左前分支阻滞合并右室肥大的心电图特征

（1）重度的左前分支阻滞合并轻度的右室肥大，心电图显示左前分支阻滞，右室肥大被掩盖。

（2）重度左前分支阻滞合并重度右室肥大，肢体导联左前分支阻滞，胸导联呈右室肥大。

（3）轻度左前分支阻滞合并胸导联右室肥大，肢体导联电轴右偏。

(五) 鉴别诊断

1.与前间壁、前壁心肌梗死的鉴别

由于左前分支阻滞时在右胸导联（V_1、V_2 导联）甚至胸前导联中部（V_3、V_4 导联）均可出现 q 波，故易与前间壁、前壁心肌梗死混淆。两者的区别是：①下一肋间描记心电图 V_1、V_2 导联如 q 波消失，则提示为左前分支阻滞；②如有 ST-T 动态变化则提示为急性心肌梗死；③原有陈旧性前间壁心肌梗死而现又发生左前分支阻滞时，右胸 V_1、V_2 导联原有的 QS 型图形可转变为 rS 型图形。此是左前分支阻滞掩盖前间壁心肌梗死所致。

2.与下壁心肌梗死的鉴别

当左前分支阻滞 II、III、aVF 导联的 r 波很小时，易误为 QS 型，从而误诊为下壁心肌梗死。两者的区别是：①心电图三导联同步记录时，若 R II 出现在 R III 之前，RaVL 出现在 RaVR 之前，提示为左前分支阻滞，如与此相反则提示为下壁心肌梗死；②心电向量的额面 QRS 环呈逆钟向转位，提示为左前分支阻滞；如呈顺钟向转位，则提示为下壁心肌梗死。

3.与侧壁心肌梗死的鉴别

左前分支阻滞时，I、aVL 导联可呈现 q 波，但 q 波<40ms；而高侧壁心肌梗死时，I、aVL 导联的 q 波≥40ms。

4.与肺气肿肺心病患者的假性电轴左偏的鉴别

肺气肿、肺心病可致电轴左偏，并伴低电压 S II＞S III，II、III、aVF 导联 P 波高尖，I 导联无 S 波，这些特点可排除左前分支阻滞。肺气肿、肺心病导致电轴左偏的机制是：①极度电轴右偏所致；②肺气肿时肺组织电传导性能减弱，右肺组织比左肺组织更明显，心电从胸腔内向右侧胸廓传导比向左侧胸廓传导更弱，心脏周围电场发生变形，导致 QRS 电轴左偏。

(六) 临床意义

左前分支是左束支较细长的分支，在室间隔的位置表浅，易发生缺血性损伤。最常见于冠心病，约占 75％。在一组 353 例生前有显著电轴左偏的尸检材料中发现冠心病者占85％。有人认为在50岁以上的中老年人，如出现左前分支阻滞，应考虑有冠心病的可能。它也是急性心肌梗死最常见的单分支阻滞，多发生于前壁或前间壁心肌梗死。在前壁梗死时的发生率为24.2％，下壁梗死为16.5％，发生机制除本身缺血性损伤外，可能是梗死周围功能性阻滞或浦肯野纤维与心肌连接处远端的心室壁内传导延迟，或因希氏束存在纵向分离，引起室壁激动的异常图形，而产生非解剖病变的左前分支阻滞。此外，左前分支尚有一部分是接受来自右冠状动脉或左冠状动脉回旋支的房室结分支的血液供应，所以左前分支阻滞不一定是冠状动脉前降支堵塞或梗死病变广泛的标志。另外还可见于原发性高血压、心肌病、心肌炎、主动脉瓣病变（主动脉瓣狭窄等）、先天性心肌病、风湿性心脏病、心肌淀粉样变性、心脏手术、硬皮病、甲状腺功能亢进、一氧化碳中毒、高钾血症或低钾血症、大剂量应用利多卡因等。据报道，35岁以上人群中的左前分支阻滞随年龄增加而增加，66％～78％的左前分支病人有器质性心脏病；35岁以下的男性左前分支阻滞者中86％无心脏病。

（七）治疗

主要是治疗基础病。左前分支阻滞本身无需治疗但应定期追踪，尤其是在原发病进展时更应注意左前分支阻滞的程序以及有无进展为双束支阻滞或三分支阻滞。单纯的左前分支阻滞，特别是在急性心肌梗死前已有者应严密观察，一般不需预防性安装临时心脏起搏器。但当左前分支阻滞进展为双支或三支阻滞时，或同时伴有明显症状如晕厥抽搐等，应考虑安装心脏起搏器。

四、左后分支传导阻滞

左后分支传导延迟或阻滞性传导中断，称为左后分支传导阻滞，很少见。原因是左后分支短而宽，位于压力较低的流出道，接受双重血供，不易发生损害。左后分支传导阻滞不像左前分支典型，即使出现明显的电轴右偏，也不一定就是左后分支传导阻滞。

（一）发生机制

左后分支传导阻滞。激动沿左前分支和中隔支传导至左室，再通过浦肯野纤维传导至左室下部，起始 0.01～0.02s 的 QRS 指向左前上方，最大 QRS 向量指向右下方。Ⅰ、aVL 导联呈 rS 型，Ⅱ、Ⅲ、aVF 呈 qR 型。

（二）心电图特征

（1）QRS 电轴右偏：额面 QRS 电轴大于 110°，在 120°左右。

（2）QRS 图形改变：Ⅰ、aVL 呈 rS 型，Ⅱ、Ⅲ、aVF 呈 qR 型。V_1、V_2 可呈正常的 rS 型，SV1 减浅，V_5、V_6 导联 q 波消失，R 波振幅减小，S 波增深。

（3）QRS 时间：轻度延长，小于 0.11s。

除上述特征外，尚需排除垂位心、右室肥大、广泛前壁心肌梗死、肺心病等。交替性间歇性电轴右偏，即使未能达到 110°，在 95°左右，同时具有左后分支的特征，也可诊断为左后分支传导阻滞。QRS 电轴正常，逐渐发生右移，大于 110°，QRS 时间轻度延长，左后分支的诊断基本成立。

（三）鉴别诊断

（1）左后分支与垂位心的鉴别：垂位心见于体形瘦长者，QRS 电轴多小于 95°，S1 较浅，Ⅱ 导联无 q 波。

（2）左后分支与右室肥大的鉴别：右室肥大的心电轴多显著，右偏大于 120°，aVR、V_1、V_2 的 R 波增大，V_5、V_6 的 S 波增深，临床上有心室肥大的疾病。

（3）左前分支与广泛前壁心肌梗死的鉴别：广泛前壁心肌梗死也可以引起电轴右偏，QRS 波形改变与左后分支传导阻滞不同。Ⅰ、aVL 呈 QS、Qr、qR 型，左后分支常见于高血压、冠心病、心肌梗死等。

五、双分支传导阻滞

双分支传导阻滞指右束支传导阻滞加任何一支左束支分支传导阻滞。

（一）右束支传导阻滞加左前分支传导阻滞

这是双分支传导阻滞中最常见的一种，可发展为完全性四分支传导阻滞。心电图特征有以下 4 种类型。

（1）肢体导联典型左前分支阻滞：I 导联 S 波钝挫，III 导联出现终末 R′波，呈 rSR′或 rSR′型。左前分支传导阻滞引起的 QRS 向量指向左后方时，V_1、V_2 导联出现 q 波，呈 qR 型。

（2）肢体导联典型左前分支传导阻滞：脑导联完全性右束支传导阻滞被掩盖。V_1 呈 rS 型，S 波粗钝，记录 V_1 上 1 肋间呈 rSR′型。

（3）胸导联典型完全性右束支阻滞：肢体导联左前分支传导阻滞被掩盖，QRS 电轴小于 - 30°，SIII 钝挫，SIII 小于 SII，II 或 aVF 呈 RS 型。

（4）两者的图形特征完全被掩盖：仅表现为 QRS 时间轻度延长，QRS 电轴小于 - 30°。II、III、aVF 导联有 S 波，增宽不增深，V_1 导联呈 rS 型，V_1—V_6 导联 S 波较宽。

（二）完全性右束支传导阻滞加左后分支传导阻滞

单纯的右束支阻滞一般不出现 QRS 电轴右偏，如大于 110°，又能排除右位心、垂位心、右室肥大、广泛前壁心肌梗死等，考虑合并有左后分支阻滞。先有间歇性电轴明显右偏大于 110°，可以肯定完全性右束支传导阻滞，合并左后分支传导阻滞。

完全性右束支阻滞合并左前分支传导阻滞是双支阻滞中最少见的一种，病因有大面积心肌梗死、缺血性心肌病等。

（三）右束支传导阻滞加中隔支传导阻滞

右束支传导阻滞加中隔支传导阻滞使右束支的某些特征发生变化，V_1 呈 RsR′或 qR 型。RV2 减小大于 RV5。QRS 时间大于 0.12s。

六、三支传导阻滞

三支传导阻滞可有不同类型的组合。

（1）右束支传导阻滞加左前分支传导阻滞加左后分支传导阻滞：三支同步阻滞可产生完全性房阻滞图形，非同步阻滞，先后出现右束支传导阻滞、左前分支传导阻滞、左后分支传导阻滞。

（2）右束支传导阻滞加左后分支传导阻滞加隔支传导阻滞：肢体导联呈左后分支传导阻滞，胸导联呈右束支传导阻滞加中隔支传导阻滞。

（3）右束支传导阻滞加左后分支传导阻滞加中隔支阻滞：肢体导联呈左后分支传导阻滞，胸导联呈右束支传导阻滞加中隔支传导阻滞。

三支阻滞比双支阻滞预后严重，是植入起搏器的指征。

七、不定型室内传导阻滞

QRS 时间延长大于 0.11s。QRS-T 波形既不像左束支传导阻滞及其分支阻滞图形，也不是右束支传导阻滞图形，称为不定型室内传导阻滞。

不定型室内传导阻滞并不少见，病因有冠心病、心肌梗死、扩张性心肌病、缺血性心肌病、风心病、肾病综合征、高钾血症等，阻滞部位在束支远端浦肯野纤维系统或心室肌细胞与浦肯野纤维的交界处。这类病人常发生多源性特宽型室性早搏，合并心力衰竭者预后严重。

参考文献

[1]黄宛.临床心电图学[M]. 6 版.北京：人民卫生出版社，2011.

[2]卢喜烈.心电图入门[M].北京：科学技术文献出版社，2005.

[3]黄大显.心电图学[M].北京：人民出版社，1998.

[4]陈新.临床心律失常学：电生理和治疗[M].北京：人民卫生出版社，2000.

[5]陈素明，荣石泉.实用心电图手册[M].上海：上海科学技术出版社，2004.

[6]马向荣.临床心电图词典[M].2 版.北京：军事医学科学出版社，1998.

[7]张开滋，郭继鹏.临床心电信息学[M].长沙：湖南科学技术出版社，2002.